浙江省普通本科高校"十四五"重点立项建设教材

供基础、临床、预防、口腔、护理和影像医学类专业用

基础医学
课程思政案例选编

主　　编　楼建晴　张晓明

副 主 编　胡薇薇　王青青　张　岩　刘　婷　沈　静

编　　委（以姓氏笔画为序）

马丽琴　王青青　王露曦　毛峥嵘　刘　婷　刘云华

汤慧芳　李立伟　李仲杰　杨可嘉　沈　啸　沈　静

宋瑞生　张　汕　张　岩　张咸宁　张晓明　陈建忠

周　俊　周　婧　郑莲顺　郑莉灵　胡薇薇　柳　华

姚雨石　楼建晴　潘冬立

编写秘书　严燕蓉　高铃铃　张　贺

人民卫生出版社
·北 京·

图书在版编目（CIP）数据

基础医学课程思政案例选编 / 楼建晴，张晓明主编. --
北京：人民卫生出版社，2025. 5. -- ISBN 978-7-117-
37896-3

Ⅰ. R3；G641

中国国家版本馆 CIP 数据核字第 20254J240H 号

人卫智网	www.ipmph.com	医学教育、学术、考试、健康，购书智慧智能综合服务平台
人卫官网	www.pmph.com	人卫官方资讯发布平台

基础医学课程思政案例选编
Jichu Yixue Kecheng Sizheng Anli Xuanbian

主　　编：楼建晴　张晓明
出版发行：人民卫生出版社（中继线 010-59780011）
地　　址：北京市朝阳区潘家园南里 19 号
邮　　编：100021
E - mail：pmph @ pmph.com
购书热线：010-59787592　010-59787584　010-65264830
印　　刷：北京瑞禾彩色印刷有限公司
经　　销：新华书店
开　　本：850×1168　1/16　　印张：9.5
字　　数：224 千字
版　　次：2025 年 5 月第 1 版
印　　次：2025 年 6 月第 1 次印刷
标准书号：ISBN 978-7-117-37896-3
定　　价：56.00 元

打击盗版举报电话：010-59787491　E-mail：WQ @ pmph.com
质量问题联系电话：010-59787234　E-mail：zhiliang @ pmph.com
数字融合服务电话：4001118166　E-mail：zengzhi @ pmph.com

序 言

　　建设中国特色社会主义教育强国是一项复杂的系统工程。党的十八大以来,以习近平同志为核心的党中央高度重视学校思想政治教育,特别是围绕培养什么人、怎样培养人、为谁培养人这个根本问题,习近平总书记多次发表重要讲话并强调指出,要不断开创新时代思政教育新局面,努力培养更多让党放心、爱国奉献、担当民族复兴重任的时代新人;要坚持显性教育和隐性教育相统一,挖掘其他课程和教学方式中蕴含的思想政治教育资源,实现全员全程全方位育人。因此,全面推进课程思政建设是贯彻落实总书记要求的重要举措,是落实中共中央办公厅、国务院办公厅《关于深化新时代学校思想政治理论课改革创新的若干意见》《高等学校课程思政建设指导纲要》等文件精神的具体行动。

　　基础医学课程是医学生必修的前期课程,是学生系统了解临床医学专业、全面掌握医学知识和培养职业素养的重要起点。这些课程涵盖解剖学、生理学、病理学、药理学和免疫学等多个领域。然而,由于基础医学课程种类繁多且各门课程的专业知识差异显著,国内在课程思政教学方面尚缺乏系统化、形象化、可以无形融入知识点的案例,难以满足新时代高素质医学人才价值观教育的需要。

　　依托浙江省普通本科高校"十四五"第二批新工科、新医科、新农科、新文科重点教材建设项目,编写《基础医学课程思政案例选编》这本教材意义重大,目的是帮助广大医学教育工作者结合基础医学学科特点和学生学习成长规律,巧妙设计教学环节,在潜移默化中培育和弘扬社会主义核心价值观。全书深入挖掘了医学领域众多案例和优势资源的育人功能,每一章都精心设计,形式上力求更新、更精,内容上有机融合课程与思政的知识要素,寓价值观引导于知识传授之中。因此,本教材为医学生思政教育奠定深刻而鲜活的认知基础,着力从人格修养、家国情怀、国际视野和求是创新等重要维度帮助他们提高医学人文素养,助力培养高层次卓越医学人才。

　　本书编写团队汇聚了浙江大学基础医学院多位优秀教师,他们来自人体解剖学、组织胚胎学、生理学、病理学、病理生理学、医学免疫学、生物化学、药理学、病原生物学和医学遗传学等基础医学学科,精选了65个典型思政案例。这些案例不仅彰显了中外医学科学研究中独特的科学家精神,而且蕴含着我国临床医学实践中独有的人文精神,大大丰富了新医科教育教学的广度和深度。书中的案例选编不仅注重知识的传授,更强调价值观塑造和职业道德培养。这些案例可以更好地引导医学生理解和体悟医学的社会责任,感悟"大医精诚,仁心仁术"的医者使命与担当。

　　浇花须浇根,育人须育心。加强课程思政建设是推进高质量医学教育的重要渠道和重要任务,这项工作不仅关系到医学知识的传授,而且关系到医学生价值观和世界观的塑造。爱因斯坦曾说过,"用专业知识教育人是不够的","要使学生对价值有所理解,并且产生热烈的感情"。广大教师(尤其是青年教师)是课程思政建设的主力军,肩负着将思想政治教育与专业知识教学相结合的重任,必须在深入学习领会习近平新时代中国特色社会主义思想的深刻内涵和精神实质的同时,把专业知识、学习经历和人生阅历与我国国情有机融合;在精通专业领域知识的同时,更要掌握我国的优秀传统文化,把握世界医学科学的前沿趋势,准确而生动地融入课程思政教育内容,真正让课堂教学更加鲜活,让课程思政入脑入心。

习近平总书记明确指示,"办好中国特色社会主义大学,要坚持立德树人,把培育和践行社会主义核心价值观融入教书育人全过程"。立德树人是大学教育的根本任务,在新形势下需要进一步提高课程思政建设水平,深入提升教师立德树人的思想认识,培养学生的家国情怀与科学家精神,从而形成育人合力。为此,《基础医学课程思政案例选编》为基础医学课程思政教育提供了丰富的案例素材和方向引领,以提高教师授课水平和教学效果,帮助大家更好地培养学生的家国情怀和科学家精神,树立正确价值观、培养高尚医德,激发他们为人类健康事业而奋斗的动力。希望本书的出版能为高校教师特别是从事基础医学教育的教师开展课程思政教学提供借鉴,也为各医学院校的课程思政教材建设提供参考;希望大家在使用过程中能够多提宝贵意见,让本案例集与时俱进、历久弥新。

是为序。

浙江大学医学院院长

中国科学院院士

2024 年 11 月

前　言

　　为深入贯彻落实习近平总书记关于教育的重要论述和全国教育大会的精神，落实中共中央办公厅、国务院办公厅《关于深化新时代学校思想政治理论课改革创新的若干意见》，把思想政治教育贯穿于人才培养体系，全面推进高校课程思政建设，充分发挥每一门专业课程的思想价值引领和育人作用，构建全员全过程全方位育人新格局，切实提高高校人才培养质量，最终实现培养德智体美劳全面发展的社会主义建设者和接班人的教学目标，本教材编委依托浙江省普通本科高校"十四五"第二批新工科、新医科、新农科、新文科重点教材建设项目，精心组织编写了《基础医学课程思政案例选编》。

　　《基础医学课程思政案例选编》专为医学专业教育量身打造，深入挖掘医学教育内涵，针对基础医学课程的特点进行高标准的编写，精选了65个典型的思政案例，凝聚了系统解剖学、组织胚胎学、生物化学与分子生物学、生理学、病原生物学、医学免疫学、病理学、病理生理学、药理学、医学细胞生物学、医学遗传学等11门基础医学课程在浙江大学医学院的教学实践。全书共分为11章，每一章涉及的内容都经过精心设计和反复讨论，力求在形式上实现创新与深化，把实际案例有机融入教学知识点，旨在通过丰富的教学内容和鲜活的思政案例，提升医学生的医学人文素养，培养具备人格修养、家国情怀、国际视野和求是创新能力的高层次卓越医学人才。在《基础医学课程思政案例选编》出版之际，特别感谢全书的编写单位浙江大学、浙江大学医学院以及浙江大学基础医学院提供课程思政案例的所有教师，感谢各级领导与评审专家对课程思政建设的支持！

　　最后，全体编写人员衷心希望，本案例选编能够引导和教育医学生更好地理解医学的社会责任，深切感悟作为医学工作者的使命与担当，从而在提升专业技能的同时，不忘医德医风的修炼，真正做到"仁心仁术，求是求新"。同时，希望为各兄弟高校教师尤其是从事基础医学教学的教师，提供开展课程思政教学的实用借鉴。由于全体编写人员首次尝试课程思政案例的编写，欠缺经验，加之时间较为紧迫，难免存在疏漏和错误。我们诚挚地期待业内的专家、学者、同仁以及读者不吝指导，及时指出本书存在的不足之处，以便编者在今后再版时进行充分的修订和完善。

编者

2024 年 12 月

浙江·杭州

目 录

第一章
系统解剖学课程思政案例

系统解剖学是按照人体各系统来阐述正常器官形态结构的科学,属于形态学的范畴,是医学基础课程中的重要主干课程,也是学习其他基础医学和临床医学专业课程的基础。医学生只有掌握人体各系统器官的正常形态结构和位置,才能正确理解人体的生理和病理发展过程,正确判断人体结构的正常与异常,从而对疾病进行正确诊断和治疗。作为医学生的第一门专业基础课,本课程以实验对象——"无语良师"和临床案例为核心载体,融合"传统医学历史""身边爱国校友""特殊误诊案例"和"科学创新成果"等主题的人文思政元素,感受"无语良师"的生命热度与人性伟大,激发学生学习动力,培养具有家国情怀、国际视野、仁心仁术、求是创新的卓越医学人才。

第一节 绪论:"无语良师"——"小战士"何山

⊙【教学内容】

本课程绪论部分由人体标准解剖学姿势引出人体的分部:头、颈、躯干和四肢四个部分;通过矢状面、冠状面和水平面三个剖面研究人体的器官结构,以及解剖学的各类方位术语等。

⊙【课程思政教学设计】

本课程的学习对象——人体,源于社会各界志愿者的无偿捐献,医学生尊称这些志愿者为"无语良师"。通过"无语良师"的事迹介绍进行课程思政教学设计,从人格修养层面,引导医学生感受生命的珍贵和"无语良师"的大爱精神,培养他们敬佑生命、大爱无疆的职业素养;从求是创新层面,通过"无语良师"的具体案例,激励医学生勤奋学习,在医学领域科学创新,努力攻克医疗领域的疑难杂症,为促进人民健康事业贡献力量。

在医学界,有这样一群特殊的教师,他们从不开口,也从来没有教授医学生任何医学知识,但却被尊称为"无语良师"。这是医学界对遗体捐献志愿者的最高称谓。他们虽然默默无语,却是最耐心的师长。每位遗体捐献的志愿者均有其感人的故事,医学生们课前通过采访"无语良师"家属等实践活动,收集整理遗体捐献志愿者的具体案例,用于解剖学课堂上的缅怀(图 1-1)。

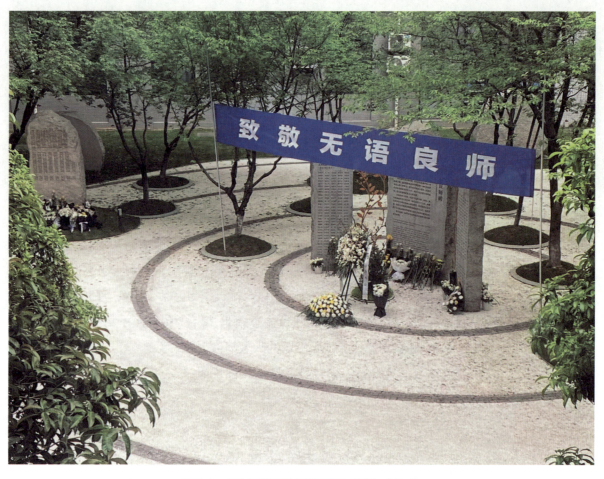

图 1-1　每年医学院校园"无语良师"纪念仪式

以下是关于"小战士"何山的故事。"小战士"何山，是医学生们给予他的亲切爱称。何山从小身患进行性假肥大性肌营养不良，该病是一种少见的遗传性骨骼肌变性疾病，以骨骼肌纤维变性坏死为主要特点，临床上以缓慢进行性发展的肌萎缩和肌无力为主要表现，部分患者还可累及心脏和骨骼等系统。目前，该病的发病机制尚不清楚，也无有效的治疗措施。小何山始终与疾病进行着顽强的抗争，在患病期间仍不忘努力学习。他最大的理想是能升入浙江大学医学院，成长为一名救死扶伤的白衣战士。无奈，小何山在中学时便因心力衰竭而不幸离世。悲痛欲绝的父母遵从他的遗愿，毅然把遗体捐献给浙江大学医学院，最终成为了"无语良师"的一员（图 1-2）。

所谓明灯，便是在那茫茫无际、滋生恐惧的黑

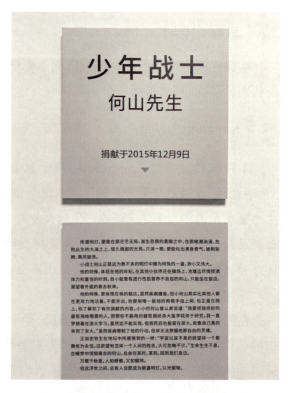

图 1-2　"小战士"何山的无语良师碑文

暗之中,在那暗潮汹涌、危险丛生的大海之上,恒久稳固的光亮。只消一眼,便能化出满身勇气,披荆斩棘,乘风破浪。"小战士"何山正是这明灯中颇为特殊的一盏。医学生们通过走访得知,小何山生前虽然疾病缠身,但其实比其他人更顽强地活着。不能外出,他便用唯一能动的两根手指浏览网页。通过网络,他了解到浙江大学医学院有关遗体捐献的内容。小何山曾认真地说,"我要把我完好的器官捐给需要的人,把那些不能用的器官捐给浙大医学院用于研究。我一直梦想着在浙大学习,虽然这不能实现,但我死后也能留在浙大,就像自己真的来到了浙大。"疾病限制了小何山的行动,却无法禁锢他那自由的灵魂。生命生生不息,在睡梦中悄悄离去的何山,总会在某时某刻回到我们的身边。

万载千秋里,人如蜉蝣,又如蜩鸠。但这浮世之间,总有人自愿成为那盏明灯,以光明驱散黑暗。

➡【融入的思政元素】

1. 人格修养:敬佑生命、大爱无疆。
2. 求是创新:科学创新。

(张晓明　楼建晴)

第二节　消化系统:郑树森院士与肝移植"杭州标准"

➡【教学内容】

消化系统是人体内脏系统之一,由消化道和消化腺两大部分组成。消化道包括口腔、咽、食管、胃、小肠(十二指肠、空肠、回肠)和大肠(盲肠、阑尾、结肠、直肠、肛管)等。其中从口腔到十二指肠这一段消化道称为上消化道,十二指肠以下的消化道则称为下消化道。消化腺有三对唾液腺(腮腺、下颌下腺、舌下腺)、肝脏和胰腺。人体最大的消化腺是肝脏,其功能主要是分泌胆汁、除去毒素,进行糖原、蛋白质和脂质等物质的代谢,肝脏也是肿瘤最容易发生的脏器之一。

➡【课程思政教学设计】

以讲授人体最大消化腺——肝脏为例,通过讲述中国工程院院士、浙江大学医学院附属第一医院肝胆胰外科郑树森教授提出肝移植"杭州标准"的案例进行课程思政教学设计。在国际视野层面,郑树森院士在国际肝癌肝移植受者选择的"米兰标准"基础上进行优化,并提出全球首创的肝移植"杭州标准",激励医学生积极参与国际合作,推动人类命运共同体的构建,为人类健康事业作出自己的贡献。在人格修养和求是创新层面,郑树森院士心系患者,他提出的"杭州标准"挽救了一大批肝癌患者。通过该案例,培养医学生敬佑生命、仁心仁术的职业素养,激励他们勤奋学习,未来能在自己所从事的医学领域严谨求实、科学创新。

根据中国国家癌症中心发布的数据,2022年全国原发性肝癌发病人数36.77万,位列各种癌症新发患者数第4位,2022年因原发性肝癌死亡人数31.65万,死亡人数和死亡率均位列第2位,给人民群众带来巨大负担。肝癌治疗的特点是多学科参与、多种治疗方法共存,常见治疗方法包括肝切除术、肝移植术、消融治疗、血管内介入治疗、放射治疗、系统性抗肿瘤治疗、中医药治疗等多种手段,各种治疗手段均存在特有的优势和局限性,且适应证互有重叠。肝移植术是肝癌根治性治疗的手段,尤其适用于肝功能失代偿、不适合手术切除及消融治疗的小肝癌患者。

肝移植具有完整切除肿瘤、治愈肝硬化以及清除乙型肝炎病毒(HBV)的三重优势。临床研究发现,移植后的肝脏也会出现肿瘤复发,并与原发肿瘤的大小相关,肿瘤越大,移植后复发的概率越高。1996年,意大利学者 Vincenzo Mazzaferro 等提出了最早的"米兰标准",提出肝癌做肝移植的条件是:单个肿瘤直径不超过5cm;多发肿瘤数目不超过3个、最大直径不超过3cm;不伴有血管及淋巴结的侵犯。根据该指南所做的肝移植,大多数患者可长期不复发。然而,"米兰标准"对肝癌大小和数目的限制过于严格,符合该标准的患者仅占少数,因而许多肝癌患者被拒之门外,失去了肝移植的良机。

郑树森院士是我国肝移植的开拓者之一。他不畏艰辛,在多年临床实践和研究的基础上,于2008年在国际上首次提出了选择肝癌肝移植受者的"杭州标准",将有效手术的肿瘤直径扩大到了8cm,首次引入肿瘤生物学指标和病理学特征作为肝移植受者的选择标准。"杭州标准"是对以往指南局限于肿瘤形态学的突破,从而在保证手术存活率的同时,使得肝移植受者的范围明显扩大,挽救了一大批患者。多项临床研究证实,符合"杭州标准"的肝癌受者获得了满意的术后生存率。"杭州标准"的提出,不仅使更多肝癌患者受益于肝移植,更在国际上产生了重大影响。近些年来,全国近7 000例临床病例的资料显示,"杭州标准"与"米兰标准"的患者存活率未见显著统计学差异。国际肝移植学会主席 Busuttil 在肝移植领域权威期刊评论,加入生物学特征的"杭州标准"为移植受者的选择带来了全新的视野,并优于其他标准,为肝移植领域作出了巨大的贡献。

1973年,郑树森从原浙江医科大学毕业后进入肝胆胰外科工作。20世纪90年代初,他前往香港大学李嘉诚医学院外科学系从事博士后研究,并作为第一助手参与了我国香港地区首例人体原位肝移植手术。从那时起,郑树森正式决定将肝移植作为自己的终身志向。在香港学习期间,他以近乎严苛的标准磨砺自己的医术。由于猪的肝脏解剖结构和功能与人非常相近,他的第一批肝移植对象是实验猪。他常常一连数周守在实验室,有时就睡在养猪的大棚边上,以便时刻观察实验猪的变化。他常说"医者,做得精才能做得强",就这样通过一步步刻苦钻研、科学创新,成为了肝移植领域的顶尖学者。

如今,70多岁的郑树森院士依然奋斗在临床一线。从医从教50余年,他一直与国家同呼吸共命运,与时代共发展。他梦想有一天,通过几代医学人的努力,最终让肝癌销声匿迹。

【融入的思政元素】

1. 人格修养:敬佑生命、仁心仁术。
2. 国际视野:国际合作、人类命运共同体。
3. 求是创新:严谨求实、科学创新。

参考文献

[1] 中华人民共和国国家卫生健康委员会医政司.原发性肝癌诊疗指南(2024年版)[J].中华肝脏病杂志,2024,32(7):581-630.

[2] 中国医师协会器官移植医师分会,中华医学会器官移植学分会肝移植学组.中国肝癌肝移植临床实践指南(2021版)[J].中华消化外科杂志,2022,21(4):433-443.

（张晓明　楼建晴）

第三节　呼吸系统:钟南山院士与肺癌的早筛早诊

【教学内容】

呼吸系统由呼吸道和肺组成。呼吸道包括鼻、咽、喉、气管和支气管等。通常称鼻、咽、喉为上呼吸道,气管和各级支气管为下呼吸道。肺由肺实质和肺间质组成,前者包括支气管树和肺泡;后者包括结缔组织、血管、淋巴管、淋巴结和神经等。呼吸系统的主要功能是进行气体交换,即吸入氧气,呼出二氧化碳。此外,呼吸系统还有发音、嗅觉、神经内分泌、协助静脉血回流入心和参与体内某些物质代谢等功能。

【课程思政教学设计】

在讲授肺部结构和功能时,以呼吸系统最常见的恶性肿瘤——肺癌为例,通过讲述钟南山院士在肺癌早期筛查领域所作的杰出贡献进行课程思政教学设计。在家国情怀层面,钟南山在推动肺癌早期筛查工作中,强调"预防为主、防治结合"的医疗理念,通过各种渠道向公众普及早筛早查的重要性,显著提升了我国的公共卫生水平,增强了医学生的社会责任感;在国际视野层面,钟南山在国际医学交流中分享中国在肺癌早期筛查领域的经验和成果,展示中国在全球健康治理中的积极作用,激励医学生树立人类命运共同体的意识;在求是创新层面,钟南山在肺癌早期筛查技术研究中展现了卓越的创新思路。他倡导的多学科交叉合作模式,不仅推动了医学领域的突破性进展,更为学生树立了具备科学创新精神和团队协作能力的典范。

国家癌症中心2024年2月发布的全国癌症报告显示,根据肿瘤登记和随访监测数据,肺癌仍然是所有癌症中的头号杀手,发病率和死亡率均居榜首。2022年,我国肺癌新发病例106.06万,死亡人数达73.33万,接近排名第二、三、四位肿瘤死亡人数的总和。

肺癌早期症状不明显,我国约75%的肺癌患者发现时已是晚期,因而错过了最佳根治性手术的治疗时机。钟南山院士很早就开始研究肺癌的早筛技术,并通过各种渠道向公众普及早筛早查的重要性。在2023年12月2日举行的第二届ZAODX世界肿瘤早筛大会上,钟南山院士再次强调了早筛早查就是最好的肿瘤"药"的重要理念。在2024年4月15日至21日的全国肿瘤防治宣传周期间,钟南山院士与肺癌康复患者一起拍摄了一条公益短片,宣传防治癌症的最佳方式——早筛早诊。在一个晴朗的下午,李某重新踏入广州医科大学附属第一医院,但这次他不是作为病人,而是作为一名特别嘉宾参与医院的公益活动。活动的主题是肺癌防治意识的提升和早期筛查的重要性。李某和其他康复者一起,分享自己的故事和经历,他的话语充满感情:"几年前,我也坐在你们中间的某张椅子上,满怀恐惧和不确定,是钟南山院士给了我第二次生命的机会。今天,我站在这里,希望能把我的经历和希望传递给更多的人。"钟南山院士脸上带着微笑,听着每一位康复者的发言。当李某讲完后,钟南山院士走上前,轻轻拍了拍李某的肩膀:"你的故事不仅激励了在场的每一个人,也提醒我们作为医者的责任和使命。感谢你的勇敢和分享,你是许多患者的榜样。"

随着胸部薄层CT扫描技术、图像三维重建后处理技术以及人工智能和大数据辅助诊断系统的快速发展,早期肺癌的筛查迎来了新的契机,显著提高了早期肺癌的诊疗水平。

2023年,以钟南山为首的中华医学会呼吸病学分会肺癌学组发表的《早期肺癌诊断中国专家共识(2023年版)》显示,早筛早诊可显著提高肺癌患者的预后生存率。ⅢA~ⅣA期患者的术后5年生存率仅为10%~36%,而Ⅰ期患者可达77%~92%,存在显著差异。

钟南山院士在肺癌早筛领域的贡献不仅体现在理念推广、技术应用和科研创新上,还包括了政策推动、人才培养等多个方面。他的工作不仅提升了肺癌早筛的技术水平和公众认知,而且为未来的肺癌防治奠定了坚实基础,极大地促进了公众健康事业的发展。

▶【融入的思政元素】

1. 家国情怀:社会责任感。

2. 国际视野:人类命运共同体。

3. 求是创新:科学创新。

▶ 参考文献

[1] HAN B,ZHENG R,ZENG H,et al. Cancer incidence and mortality in China,2022[J]. J Natl Cancer Cent,2024,4(1):47-53.

[2] 中华医学会呼吸病学分会.早期肺癌诊断中国专家共识(2023年版)[J].中华结核和呼吸杂志,2023,46(1):1-18.

(郑莲顺)

第四节 泌尿系统：吴阶平院士与我国首例肾移植

❥【教学内容】

泌尿系统由肾、输尿管、膀胱和尿道组成。临床上将肾和输尿管称为上尿路，膀胱和尿道称为下尿路。其主要功能是排出机体新陈代谢过程中产生的废物和多余的水，保持机体内环境的平衡和稳定。肾脏负责滤过血液，形成尿液；输尿管将尿液从肾脏输送到膀胱，膀胱储存尿液，逼尿肌和括约肌控制尿液的储存和排出；尿道是从膀胱排出尿液的管道，男性尿道较长，分为前列腺部、膜部和海绵体部，女性尿道较短，直接开口于外阴。

❥【课程思政教学设计】

在学习泌尿系统时，通过讲述中国泌尿外科的奠基人吴阶平院士在肾移植方面的开创性成就进行课程思政教学设计。在家国情怀和求是创新层面，吴阶平心系患者，勇于担当，开创性地完成了我国首例肾移植手术。通过本案例，激励医学生在职业生涯中坚定信念、科学创新，秉持严谨的治学态度，以适应不断发展的医学前沿和攻克医学难题。

肾脏具有过滤血液、排出代谢产物和调节体内水平衡等重要作用。随着非健康饮食、环境污染和不良生活习惯等因素的影响，肾脏疾病的发病率逐年上升。各种慢性肾脏疾病如果发展到尿毒症期，透析治疗或肾移植手术是主要的治疗措施。透析仅能清除体内产生的部分毒素，长期透析可引起一系列并发症，且长期不能脱离医护，无法保证生活质量。肾移植术后可以彻底纠正尿毒症和终末期肾病，大大改善患者的生活质量。

吴阶平院士是我国著名的泌尿外科专家，中国科学院院士和中国工程院首批院士，长期从事泌尿外科的临床治疗和科研工作，是我国泌尿外科的开拓者之一。吴阶平1942年毕业于北京协和医学院，获得医学博士学位。1947年，他前往美国芝加哥大学进修，师从现代肿瘤内分泌学奠基人哈金斯教授。1948年12月，吴阶平返回中国后积极推动我国泌尿外科事业的发展，并于1960年3月进行了我国首例尸体供肾肾移植。

在一次偶然的机会中，吴阶平遇到了一位特殊的患者，这位患者因为双侧肾结核而陷入了绝望的境地，常规的治疗手段已经无法挽救他的生命。吴阶平在仔细研究了患者的病情之后，认为只有肾移植手术才能带来一线生机。尽管当时肾移植手术在国内尚无先例，且手术难度极大、风险极高，技术条件也极为艰苦，但他并没有退缩，而是坚定信念、勇于担当，带领团队奋勇开拓，开始了紧张而充满挑战的准备工作。面对简陋的医疗设备、缺乏经验的医护人员以及种种不可预见的技术难题，吴阶平等迎难而上，夜以继日地钻研国际先进案例和技术文献，不断探讨手术方案和护理方法，力求将每一处细节都做到最好。经过精心准备，包括寻找肾源、制定详尽的手术方案、准备必需的手术器材等，吴阶平和他的团队全神贯注地投入到手术中。当新肾脏移植入患者体内并开始发挥作用时,整个团队都沉浸在无比激动的气氛中。他们不仅挽救了一个生命,而且为我国的肾移植事业迈出了重要的第一步。他们始终秉持科学创新的精神,追求卓越,不断探索和突破医学领域的极限,为患者带来了生的希望。

之后,中山医学院梅骅教授于1972年完成了我国第一例亲属肾移植手术,患者存活超过了一年,在我国医学界引起了较大的反响。1977年,于惠元教授成功实施了一例尸体肾移植,患者在手术后四年因突发脑卒中病故,但始终保持良好肾功能。1985年至1993年是我国肾移植稳步发展阶段,这个阶段的一年肾存活率达80%。从1994年以后我国肾移植进入飞速上升阶段,年均器官捐献与移植数量均位居世界第二。

吴阶平院士和老一辈医学家的事迹充分彰显了他们的科学创新精神和社会责任感。他的事迹同时告诉我们,无论遇到什么困难和挑战,都应该保持坚定的信念,勇于担当,追求卓越。

【融入的思政元素】

1. **家国情怀**:理想信念、勇于担当。
2. **求是创新**:科学创新。

参考文献

[1] 陈洋."医疗外交大使"吴阶平为苏加诺治病[J].世纪风采,2017(1):9-15.
[2] 金振蓉.吴阶平:毕生诠释"好医生"[N/OL].光明日报,2011-03-16(06)[2024-09-14]. https://epaper.gmw.cn/gmrb/html/2011-03/16/nw.D110000gmrb_20110316_1-06.htm.

(郑莲顺)

第五节　生殖系统:让生命得以繁华的黄荷凤院士

【教学内容】

男性生殖系统和女性生殖系统均包括内生殖器和外生殖器两部分。男性内生殖器由生殖腺(睾丸)、输精管道(附睾、输精管、射精管、男性尿道)和附属腺(精囊、前列腺、尿道球腺)组成。睾丸产生精子、分泌雄性激素;精子在附睾中储存并进一步成熟。精囊、前列腺和尿道球腺的分泌液参与精液的组成,供给精子营养,有利于精子的活动。男性外生殖器为阴茎和阴囊。女性内生殖器由生殖腺(卵巢)、输送管道(输卵管、子宫和阴道)和附属腺(前庭大腺)组成。外生殖器即女阴。卵巢是产生卵子和分泌雌性激素的器官。生殖系统的功能是繁殖后代和形成并保持第二性征。

⊙【课程思政教学设计】

以女性生殖系统为例,通过讲述我国生殖医学专家黄荷凤院士及其团队在体外受精-胚胎移植(试管婴儿)、配子输卵管内移植("礼物婴儿")、胚胎植入前遗传学检测(PGT)等方面的创新案例进行课程思政教学设计。在家国情怀层面,黄荷凤及其团队不仅致力于不孕不育症及辅助生殖技术的科学研究,还通过PGT技术解除遗传病患者家庭的痛苦,为无数家庭带来了希望和幸福。通过学习他们的事迹,让医学生深刻感受到医务工作者的爱国敬业精神和社会责任感。在求是创新层面,黄荷凤不畏艰难,勇于挑战未知领域,激发医学生科学创新和严谨求实的精神,树立追求真理、勇攀科学高峰的志向,为他们成长为"求是求新"的优秀医学人才奠定基础。

近年来,随着生活方式和社会环境因素的变化,不孕不育症的发病率逐年上升。人工授精和体外受精-胚胎移植(试管婴儿)等辅助生殖技术是解决不孕不育的重要方式,目前技术成熟,成功率高,给患者带来了福音。谈起试管婴儿、"礼物婴儿",就不能不提及现任浙江大学医学院院长、中国科学院院士、生殖遗传教育部重点实验室(浙江大学)主任黄荷凤教授及其团队在辅助生殖技术领域的重要贡献。他们不仅推动了生殖医学领域研究的发展,而且对临床实践和社会福祉产生了积极影响。

2023年2月3日11点7分,一名特殊的男婴在浙江大学医学院附属妇产科医院(以下简称浙江大学妇院)呱呱落地。当年的浙江省首例"礼物婴儿"生下了自己的宝宝,这次生子是自然怀孕、自然分娩,过程非常顺利。听到男婴清脆响亮的哭声,黄荷凤顿时有了"做外婆"的喜悦和自豪。在孩子的出生贺卡上,她郑重写下"生命繁华"四个字作为祝福语(图1-3)。她的思绪飞回到29年前的时光。

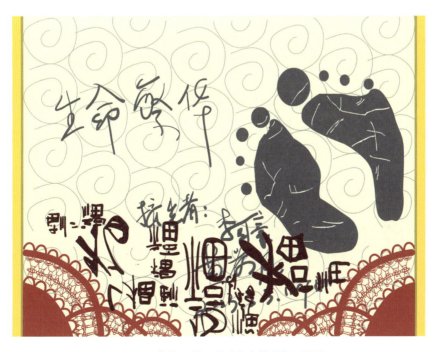

图1-3　黄荷凤题写的"生命繁华"祝福语

1994 年,26 岁的吴女士("礼物婴儿"的母亲)已经结婚三年多。由于罹患多囊卵巢综合征,她始终没能成功妊娠。心事重重的她来到浙江医科大学附属妇产科医院就诊,发现输卵管通畅。当时的辅助生殖技术中心建议她通过辅助生殖技术受孕。1995 年 11 月 13 日,在黄荷凤的精心守护下,吴女士顺利诞下浙江省首例体重 3 200g、身长 50cm 的健康"礼物婴儿"。所谓"礼物婴儿"是指通过"配子输卵管内移植"(GIFT)技术辅助不孕不育患者所生育的子代。8 个月后的 1996 年 7 月 10 日,在同一所医院,又诞生了一例健康女婴,她是浙江省首例"试管婴儿"。"礼物婴儿"与"试管婴儿"的不同之处在于,"礼物婴儿"是先取得卵子和精子,再经腹腔镜或直接开腹,通过导管将卵子和精子注入输卵管内自由结合,受精卵自行游入宫内发育成胎儿;"试管婴儿"则是将取出的卵子与精子,在体外进行人工受精,培育几天后,再将胚胎移入子宫内着床。黄荷凤及其团队长期随访、跟踪"礼物婴儿"和"试管婴儿"的生长和健康状态,两位小姑娘在众人的关爱下幸福健康长大,直至结婚生子……

当初的条件极其艰苦,黄荷凤及其团队曾请外国专家来华帮助指导。但外国专家很快离去,他们认为这里根本不具备最基本的设备和技术条件。缺少了外国专家的指导,黄荷凤丝毫没有退缩,而是勇于开拓创新。所用的培养试剂都是自己配制,整个操作过程都是自己一步一步摸索,精子、卵子和受精胚胎的操作完全依靠手工,在实验室一"泡"就是一整天,常常一大早进去,出来时已经满天繁星。功夫不负有心人,1995 年 11 月,浙江省首例"礼物婴儿"终于成功降生;8 个月后,浙江省首个"试管婴儿"也顺利诞生。

黄荷凤的贡献不仅仅局限于医学领域。她怀着强烈的社会责任感,还一直致力于推动女性权益和社会生殖健康教育,通过各种渠道普及多种生殖医学知识,提高公众对生殖健康的认识。黄荷凤的工作和成就不仅推动了我国生殖医学的发展,而且赢得了国际社会的广泛认可。她的事迹激励着医学生在医学临床、科学研究以及个人成长的道路上,始终坚守报效祖国和人民的初心,心系患者,执着追求,严谨求实,科学创新。

⊡【融入的思政元素】

1. **家国情怀**:社会责任感、爱国敬业。
2. **求是创新**:严谨求实、科学创新。

⊡ 参考文献

周方玥,黄荷凤.辅助生殖技术对母亲和子代代谢影响的研究进展[J].中国计划生育和妇产科,
　　2023,15(3):14-18.

(郑莲顺)

第六节　心血管系统:陈灏珠院士—— 一生为了一颗"心"

➲【教学内容】

心脏是心血管系统的动力器官,分左、右心房和左、右心室四个腔。血液在四个腔室中周而复始地循环流动为全身提供营养:上、下腔静脉和冠状窦的静脉血回流入右心房,进而进入右心室,右心室将血泵入肺动脉入肺后完成气血交换,通过肺静脉注入左心房,随后流入左心室,最后由左心室将新鲜血液送至全身各组织器官。心脏自身的血供由左、右冠状动脉供应。左冠状动脉发自左主动脉窦,分为前室间支(前降支)和旋支。前室间支沿前室间沟下行,绕过心尖切迹至心的膈面与右冠状动脉的后室间支相吻合。右冠状动脉起自右主动脉窦,右旋支沿右冠状沟走行,绕过心右缘,继续在膈面的冠状沟内走行,在房室交点附近发出后降支,即后室间支。

➲【课程思政教学设计】

以讲授心脏解剖结构及血供为例,结合临床上常见的冠心病和心肌梗死等心脏疾病进行课程思政教学设计。在人格修养和求是创新层面,通过讲述中国著名心血管病学专家陈灏珠院士在心血管疾病方面的卓越贡献,引导医学生敬佑生命,树立攻克疑难杂症的远大志向。在解决临床问题的过程中,鼓励医学生不断探索与实践,强调严谨求实的重要性。通过引导医学生关注和思考如何利用科学创新造福病患,着力培养他们成为既有专业知识,又具备人文关怀及社会责任感的优秀医务工作者。

《中国心血管健康与疾病报告 2023》调查显示,我国心血管病的患病率处于持续上升阶段。据估算,我国心血管病患者人数达 3.3 亿,其中急性心肌梗死粗发病率为 79.7/10 万(年龄标化发病率为 55.8/10 万)。心肌梗死是一种常见的急性心血管疾病,起病急骤,发病时如果得不到及时治疗,极易引起死亡。以前,我国没有"心肌梗死"这个术语。直到 1954 年一位医生在文章中首先使用了"心肌梗死"这一病名,这位医生就是陈灏珠,他是心血管病专家,中国工程院院士,我国当代心脏病学主要奠基人之一。

20 世纪 50 年代,我国的冠心病并不常见,作为冠心病最严重类型之一的心肌梗死更是少见,因此临床仍沿用"冠状动脉血栓形成"来描述这种疾病。陈灏珠根据自己在临床工作中积累的经验,发现"冠状动脉血栓形成"的说法并不恰当。在陶寿淇教授的指导下,陈灏珠于 1954 年在《中华内科杂志》上发表了《心肌梗死》一文,首次使用了"心肌梗死"这一术语,用于定义心肌因严重缺血而坏死的冠心病。从此,这一名词成为我国学术界公认的诊断术语,并沿用至今。20世纪 70 年代,临床医疗条件十分简陋,陈灏珠带领课题组,利用同行从国外带回的两根心导管和一台仅能从一个角度投射的 X 射线机,开始了介入导管尝试。为达到必需的设备要求,他们因陋就简,既然 X 射线机的投射角度不能动,那就改造下面的病床,转动病床代替 X 射线机的转动。没有现场手术可以观摩学习,就自己摸索着从动物实验做起,开启了我国现代冠心病介入性诊断的先河。1973 年 4 月 23 日,陈灏珠施行了国内第一例选择性冠状动脉造影术,成为提高我国冠心病诊断水平的一个里程碑。但选择性冠状动脉造影仍有不足之处,即只能显示心血管管腔的变化,而无法显示管壁的变化。因此,对于早期动脉粥样硬化患者,有时观察不到冠状动脉狭窄病变。陈灏珠继续探索,于 1992 年率先在国内完成血管腔内超声检查显示血管壁病变的实验研究,成功应用于临床诊断冠状动脉粥样硬化,并很快推广到全国各大医院。血管腔内超声检查技术也被誉为冠心病诊断的新"金标准"。这是陈灏珠在我国心血管病介入性诊断和治疗领域开创的另一个里程碑,奠定了我国冠心病外科手术和介入治疗的基础。

通过讲述陈灏珠的事迹,激励医学生们在面对从医生涯中的各种挑战时,秉持敬佑生命、不断探索、勇于挑战和追求科学创新的精神。陈灏珠曾说:"千万不能把当医生视为单纯的就业岗位。医生不仅仅是一份挂着听诊器的工作,更是一项体现奉献价值、实现行医济世理想的崇高事业。如果只用'谋生手段'的眼光来看待医生这份事业,那就太肤浅了,也就难以成为一名真正优秀的医生。"

⊙【融入的思政元素】

1. **人格修养**:敬佑生命、大爱无疆。
2. **求是创新**:严谨求实、科学创新。

⊙ 参考文献

[1] 刘明波,何新叶,杨晓红,等.《中国心血管健康与疾病报告 2023》要点解读[J].中国心血管杂志,2024,29(4):305-324.

[2] 周俊.从医七十余年,他关爱世间每颗跳动的心[N].光明日报,2020-11-07(04).

[3] 李卫国.医者仁心:陈灏珠传[M].上海:上海交通大学出版社,2017.

(周　婧)

第七节　神经系统:百岁老人李桓英与麻风病抗争的五十载

⊙【教学内容】

周围神经系统中由脊髓发出的成对神经称为脊神经。这些脊神经分别形成颈丛、臂丛、腰丛、骶丛和胸神经。颈丛由第 1~4 颈神经的前支组成,分皮支和肌支。颈丛皮支由胸锁乳突肌后缘中点附近穿出,位置表浅,散开行向各方,是颈部皮肤浸润麻醉的一个阻滞点。皮支主要分布于耳廓与枕外突起之间的颈、头部皮肤。主要有以下分支:①枕小神经,沿胸锁乳突肌后缘上行,分布于枕部及耳廓背面上部的皮肤。②耳大神经,沿胸锁乳突肌表面行向前上,至耳廓及其附近的皮肤。③颈横神经,横过胸锁乳突肌浅面向前,分布于颈前部皮肤。④锁骨上神经,有2~4支行向外下方,分布于颈侧部、胸壁上部和肩部的皮肤。颈丛肌支有膈神经,由胸廓上口进入胸腔,直到膈肌、膈胸膜。

➲【课程思政教学设计】

以周围神经系统讲授为例,通过讲述百岁老人李桓英与麻风病抗争五十载的动人事迹进行课程思政教学设计。这一案例不仅展示了李桓英不屈不挠、勇敢抗争的精神,更深刻反映了她的人格魅力和无私奉献的崇高品德。从人格修养、家国情怀和国际视野层面,培养医学生大爱无疆、甘于奉献、面对困难迎难而上的精神。这种精神和信念正是现代医学人所需具备的核心素养,激励医学生向令人致敬的"时代楷模"李桓英学习,为人类健康事业而不懈努力。

古老的传染病——麻风病,曾是人们避之不及的"不治之症"。20世纪,麻风病在全球大面积肆虐,患者的皮肤变得麻木,容貌损毁,肢体畸残,"面目全非"。周围神经与麻风病有着非常密切的关系,人体全身广泛走行周围神经,其末梢分布全身各处,能感受各种刺激。在周围神经系统中,麻风病最常侵犯的就是分布在四肢头面的脊神经中的分支,这是由于麻风病致病因素之一麻风分枝杆菌的一个重要特征是嗜神经性。调查显示麻风病患者有周围神经损害者高达80%,表现为麻木性皮肤损害,神经变粗变硬,坏死液化形成所谓"神经脓肿",进一步引起浅感觉障碍、运动及营养障碍及各种畸形和肢体残缺。

新中国成立之初,我国的麻风病患者超过50万,全国建立了多个专门给麻风病患者居住和治疗的"麻风村"。当时,人们谈"麻"色变,一位名叫李桓英的医生却迎难而上,深入麻风村,满怀理想信念和对麻风病患者的关怀,带着申请来的免费药品,毅然前往麻风病多发的"麻风寨"——云南省勐腊县。每天一大早,六十多岁的李桓英步行十公里山路赶到麻风寨,挨家挨户寻找麻风病患者,劝说他们服药治疗。然而,世界卫生组织(WHO)提供治愈患者药物的疗程需要六七年,李桓英认为治疗过于漫长。为了尽快缩短疗程,李桓英决定开展服药24个月就停药的短程联合化疗研究。正是由于李桓英的执着,勐腊县被批准进行试点研究。功夫不负有心人,两年后,使用李桓英的治疗方案,勐腊县全部麻风病患者被治愈。1994年,短程联合化疗法被WHO认可并在全球推广,李桓英也因此获得国家科技进步奖一等奖。然而,李桓英却不满足。她说:"麻风病的发病机制还不清楚,未来还有很多事要做。"经过五十多年的努力,2007年,中国终结了麻风病时代。2021年8月,为表彰李桓英在麻风病防治领域作出的突出贡献,中宣部授予这位百岁老人"时代楷模"称号。当记者问她的愿望是什么,李桓英答:一个没有麻风病的世界。从李桓英身上,可以感受到信仰的力量。虽然中国的麻风病基本消除,但还有许多国家仍在流行,医学工作者们仍然在为一个没有麻风病的世界而不懈努力。

> **【融入的思政元素】**
>
> 1. 人格修养:大爱无疆、甘于奉献。
> 2. 家国情怀:理想信念、社会责任感。
> 3. 国际视野:人类命运共同体。

参考文献

[1] 李琭璐.苍生大医[M].北京:北京出版集团,2024.

[2] 杨晓升.大爱无疆　善德永存[N].光明日报,2024-03-23(12).

(周　婧)

第八节　内分泌系统:史轶蘩院士与垂体瘤的诊疗创新

【教学内容】

内分泌系统是通过其分泌物(激素)对特定的靶细胞或靶器官发挥作用,参与调节机体的新陈代谢、生长发育和生殖等活动,维持机体内环境的平衡和稳定,是除神经系统外的另一个重要调节系统。内分泌系统可分为内分泌组织和内分泌器官。内分泌组织是散在于其他组织器官中的内分泌细胞群,如胰腺内的胰岛、睾丸内的间质细胞、卵巢内的卵泡细胞和黄体细胞等。内分泌器官独立存在,包括甲状腺、甲状旁腺、肾上腺、垂体、松果体、胸腺等。其中垂体作为人体最复杂的内分泌腺之一,分泌多种激素,如生长激素、催乳素等,在调节生长发育、代谢平衡等方面发挥着重要作用。垂体瘤,这一源自垂体组织的肿瘤,不仅影响激素分泌,还可能引发一系列复杂的临床症状,严重降低患者的生活质量。

【课程思政教学设计】

以讲授垂体的结构与功能为例,联系垂体瘤对人类健康造成的危害,通过引入史轶蘩院士在垂体瘤诊疗领域取得的多个突破性进展进行课程思政教学设计。史轶蘩的卓越贡献不仅为垂体瘤的诊疗带来了福音,更体现了她救死扶伤、甘于奉献的崇高情怀。在人格修养和求是创新层面,让医学生深刻认识所肩负的使命与责任,时刻铭记在医疗过程中将人文关怀融入实践的重要性,在提升精湛医术的同时,真正做到将爱心与责任融入每一位患者的治疗之中,激发医学生严谨求实、科学创新的精神。

垂体瘤是一种常见的内分泌疾病,对患者的生活质量和健康构成严重威胁。然而,在20世纪70年代末,国内对于垂体瘤的诊治尚缺乏系统的研究和有效的治疗方法。面对这一挑战,中国临床内分泌学界的杰出代表——史轶蘩院士,以她深厚的学术功底和不懈的探索精神,为垂体瘤的诊治作出了卓越贡献。在那个年代,史轶蘩敏锐地洞察到这一领域的研究空白,毅然决定带领北京协和医院内分泌科投入到"激素分泌性垂体瘤的临床和基础研究"中。这项研究不仅耗时长达14年,而且涉及神经外科、眼科、放射科等多个学科的紧密合作。

在研究过程中,史轶蘩不仅参与制订患者的诊断和治疗方案,而且开展了大量基础研究,探索垂体瘤的发病机制和治疗方法。因为功能试验通常需要有一批正常人来进行试验以确定正常参考值,而这些正常人中的第一个,几乎都是史轶蘩本人,这些工作所付出的巨大艰辛却鲜为人知。经过大量的功能试验,史轶蘩领导的团队首次确定了该类疾病在中国人群的诊断标准,使垂体疾病的诊断进入了定量评价的阶段,为临床诊断和治疗提供了可靠的基础。经过不懈的努力,他们提出的垂体卒中分类和治疗原则,以及生长抑素类似物在垂体瘤治疗中的应用等均达到了国际先进水平。这些研究成果显著提高了垂体瘤的诊治水平,为广大患者带来了福音。最终,这项研究成果获得了1992年国家科技进步奖一等奖,这是医学界的一项重大突破,也是史轶蘩及其团队辛勤耕耘和无私奉献的最好证明。

史轶蘩院士的事迹激励着医学生在处理疑难杂症的诊疗和机制研究中,要勇于发现问题,解决问题,秉持严谨求实和科学创新的精神,努力成为具有扎实的医学技能和崇高医德的卓越医学人才,为患者的健康和福祉不懈奋斗。

⊙【融入的思政元素】

1. 人格修养:救死扶伤、甘于奉献。
2. 求是创新:严谨求实、科学创新。

⊙ 参考文献

李乃适.史轶蘩院士:经年铸剑垂体瘤[N/OL].中国科学报,2015-08-14[2024-09-14].https://news.sciencenet.cn/sbhtmlnews/2015/8/303280.shtm.

（周　婧）

第二章

组织胚胎学课程思政案例

组织胚胎学是一门形态学课程,是医学专业必修的基础主干课程。课程包括"组织学"与"胚胎学"两部分。组织学阐明人体四大基本组织以及各器官系统的微细结构和功能,并学习理解组织和系统内的各个器官组织学结构之间的异同点、每个系统所具有的独特组织学特点,为后续课程的学习奠定基础。胚胎学阐明人体从生殖细胞受精到胚胎发生发育过程的形态学变化与规律,以及各个系统及相关器官时空变化的发育特点及相关畸形的成因,为学习某些疾病的病因与发病机制提供理论基础。本课程以基本组织、器官和胚胎发育为核心载体,开展融合人文思政元素的课程教学,激发学生学习动力和学习兴趣,培养新时代卓越医学创新人才。

第一节 结缔组织:造血干细胞捐献

◉【教学内容】

结缔组织作为四大基本组织中分布最广的组织,在其他三个组织之间起着重要的连接作用。血液作为一种特殊的结缔组织,流动在人的血管和心脏中,承担着运输营养物质、调节人体温度、防御、调节人体渗透压和酸碱平衡等功能。血液由血浆和血细胞组成,血细胞包括红细胞、白细胞和血小板三类。红细胞平均寿命为120天,白细胞寿命为9~13天,血小板寿命为8~9天。一般情况下,每人每天都有相当于40ml血液中的血细胞衰老死亡。同时,也有相应数量的细胞新生。成人新生的血细胞由红骨髓产生,骨髓功能异常则会导致新生血细胞数量或功能异常。

◉【课程思政教学设计】

血液无法人工制造,因此在患者需要输血时,只能依赖人们的爱心提供支持。献血是指通过捐献血液来帮助那些需要输血的患者,是挽救生命的一种无私奉献行为,对于保障医疗安全、缓解医疗资源紧张以及促进社会和谐都具有重要的现实意义。无偿献血主要分为献全血和献成分血两种,其中成分血通常包括血小板和血浆。以讲授血液和血细胞的分类及造血干细胞的功能为例进行课程思政教学设计。每当人们无偿献出自己宝贵而有限的血液以延续他人的生命,社会便增添了一份温暖与关爱。从人格修养层面,培养医学生关爱生命、甘于奉献的精神。从家国情怀层面,倡导无偿捐献血液和造血干细胞,不仅是满足生命救助的需要,更是社会文明与进步的重要体现。

适龄、健康的公民捐出自己正常的造血干细胞,输注到造血功能和免疫功能原已衰竭或被摧毁的患者体内,重建患者的造血功能和免疫功能,达到治疗某些疾病的目的,此过程称为造血干细胞移植。造血干细胞移植可治疗恶性血液病、骨髓功能衰竭、部分非血液系统恶性肿瘤和部分遗传病等近百种严重的致死性疾病,包括白血病、恶性淋巴瘤、再生障碍性贫血、骨髓增生异常综合征、多发性骨髓瘤、急性放射病、骨髓纤维化、阵发性睡眠性血红蛋白尿症、自身免疫性疾病、实体瘤等。

捐献造血干细胞是一项救死扶伤、保护生命的爱心工程。我国目前需要造血干细胞移植的患者有近百万人,仅白血病患者每年就新增 4 万人以上。白血病患者只有经过造血干细胞移植手术,才能彻底摆脱死神的折磨。捐献者与患者之间的人类白细胞抗原(HLA)配型最为关键。造血干细胞库的有效库容量越大,患者找到配型的概率越大,生存的希望就越大。只需捐赠 8~10ml 血样,就能给等待造血干细胞移植的患者增添一份生的希望。

无偿献血是浙江大学红十字会开展的特色公益活动之一。浙江大学红十字会成立于 1960 年,是全国高校中最早成立的红十字会组织,秉承"人道、博爱、奉献"的红十字精神,在校内外组织开展现场紧急救护培训、无偿献血及宣传、红五月主题系列活动、预防艾滋病宣传、手语培训、同伴教育、自助基金和红十字夏令营等大量富有特色的公益活动,已逐步成为大学生素质教育的有效载体。

2022 年 5 月,浙江大学伊利诺伊大学厄巴纳香槟校区联合学院(ZJUI)的陆冰冰同学在学校组织的一次无偿献血活动中登记成为造血干细胞捐献志愿者,没想到才过了 9 个月就与一名血液病患者配型成功。"能有机会挽救一个人的生命,让对方免受病痛的折磨,重新感受生活的美好,我觉得很有意义。"陆冰冰的父亲是一名医生,耳濡目染之下,陆冰冰认为治病救人是一件神圣的事情。在接到通知的那一刻,她毫不犹豫地选择了帮助患者。

为了给患者提供更健康的造血干细胞,她开始注意补充营养,保证自己体重达标;为了让身体机能达到最佳状态,她清淡饮食、早睡早起。2023 年 7 月 5 日上午,来自浙江大学的"00 后"研究生陆冰冰同学,在自己课题实验项目的关键时期,毅然成功捐献 185ml 造血干细胞混悬液,成为浙江省第 931 例造血干细胞捐献者,宁波市首例"00 后"捐献者,为身处病痛中的血液病患者送去希望。

陆冰冰同学捐献造血干细胞的事迹备受社会关注。7 月,央视《新闻周刊》人物回顾节目再次报道了陆冰冰同学传递爱心的故事。

捐献造血干细胞是一项拯救生命的善心之旅,需要全社会的关心、支持和参与。倡议社会各界爱心人士,积极践行"人道、博爱、奉献"的红十字精神,鼓励同学们踊跃加入志愿捐献者队伍中,捐一份血样、献一份爱心,关爱生命,勇于担当,用爱心和行动重燃血液病患者的生命之光。

【融入的思政元素】

1. **人格修养**：关爱生命、甘于奉献。
2. **家国情怀**：勇于担当、社会责任感。

（周　俊）

第二节　消化系统：文明用餐，公勺公筷

【教学内容】

消化系统包括消化道和消化腺。人体消化道由口腔、咽、食管、胃、小肠和大肠组成的管状结构构成。消化道组织包括黏膜、黏膜下层、肌层和外膜四层结构，各段消化道最内侧的黏膜层在功能行使上起主要作用。对食物进行初步消化的胃组织，面临食物粗糙、含大量微生物等问题，需要启动有力的消化功能对食物进行细化分解，并清除有害微生物，同时还要保护自身胃壁组织不被破坏。胃壁的黏膜层壁细胞分泌盐酸，杀死外来的有害微生物，主细胞分泌胃蛋白酶，协同胃壁肌层平滑肌的蠕动，对食物进行初步消化；而胃黏膜上皮分泌黏液覆盖在上皮细胞表面，以及胃上皮细胞之间的紧密连接，均为保护胃壁自身结构提供了有力保障。

【课程思政教学设计】

尽管胃黏膜具有自身的保护屏障，但当不良生活习惯或外界微生物侵袭破坏了这一屏障时，就可能引发胃炎、胃溃疡甚至胃癌，从而对人体的健康造成极大危害。通过讲授消化道的组织结构和主要致病菌（如幽门螺杆菌）开展课程思政教学设计。在科学创新层面，幽门螺杆菌的发现过程充满了曲折与挑战，体现了科学家的批判精神和科学创新精神。在人格修养层面，由于幽门螺杆菌的感染往往存在聚集性的特点，与不用公筷的就餐方式密切相关，通过宣传使用公勺公筷，倡导健康、文明的用餐方式，增强医学生的社会责任感，进而共同营造一个更加健康和谐的生活环境。

幽门螺杆菌感染者几乎都存在慢性活动性胃炎，90% 以上的十二指肠溃疡和 70%~80% 的胃溃疡都是由幽门螺杆菌引起的。幽门螺杆菌为胃癌的 I 类致癌物，约 90% 的非贲门部胃癌发生与幽门螺杆菌感染相关。幽门螺杆菌可以存在于胃黏膜、口腔、牙菌斑中，在聚餐时会发生幽门螺杆菌的传播，而筷子就很可能成为它的传播媒介。

1979 年，澳大利亚病理学家 Robin Warren 在慢性胃炎黏膜组织切片上观察到一种弯曲状细菌，发现这种细菌邻近的胃黏膜总是有炎症存在，因而意识到这种细菌与慢性胃炎可能有密切关系。1981 年，澳大利亚内科医生 Barry Marshall 和 Warren 合作，研究了 100 例接受胃镜检查及活检的胃病患者。他们发现，这种细菌确实与胃炎存在显著关联，在十二指肠溃疡、大部分胃溃疡

和约半数胃癌患者的胃黏膜中都能找到。1982 年 4 月,Marshall 终于从胃黏膜活检样本中成功培养和分离出了这种细菌。为了确证幽门螺杆菌的致病性,他们先进行了动物实验,但未发现胃溃疡症状,表明幽门螺杆菌在动物体内无法复制其在人体内的致病机制。动物实验失败后,Marshall 决定"以身试菌",他和 Morris 医生直接吞下了含有幽门螺杆菌的培养液,结果感染并引发了重症胃炎。实验结果验证了幽门螺杆菌的罪魁祸首地位。在此基础上,Marshall 和 Warren 提出幽门螺杆菌涉及胃炎和消化性溃疡的病因学,不仅揭示了幽门螺杆菌与胃炎和消化性溃疡的关系,而且推动了医学界对胃病治疗方法的革新,使得抗生素成为治疗胃病的有效手段。Marshall 和 Warren 因揭示幽门螺杆菌及其在胃炎和胃溃疡疾病中的影响而荣获 2005 年诺贝尔生理学或医学奖。

2023 年 6 月,中国疾病预防控制中心传染病预防控制所等单位发布《中国幽门螺杆菌感染防控》白皮书,指出我国幽门螺杆菌人群感染率近 50%。感染幽门螺杆菌之后,患胃癌的概率会增加 3~6 倍。全球近 90% 的胃癌与幽门螺杆菌的感染有关,大约 2% 的幽门螺杆菌阳性患者最终会进展为胃癌。

正是因为 Marshall 和 Warren 等科学家甘于奉献和科学创新的精神,才发现了幽门螺杆菌及其在胃炎和胃溃疡疾病中的影响。在日常生活中建议大家就餐时实行分餐制,习惯使用公勺公筷,积极预防幽门螺杆菌感染,倡导健康、文明、卫生的生活方式。

◉ 【融入的思政元素】

1. 人格修养:敬佑生命、甘于奉献。
2. 求是创新:批判精神、科学创新。

◉ 参考文献

[1] WARREN J R,MARSHALL B. Unidentified curved bacilli on gastric epithelium in active chronic gastritis [J]. Lancet,1983,1 (8336):1273-1275.

[2] DHUNGAT J V. Barry Marshall and Robin Warren:H.pylori in peptic ulcer [J]. J Assoc Physicians India,2016,64 (4):104.

[3] Thrift A P,Wenker T N,El-Serag H B. Global burden of gastric cancer:epidemiological trends,risk factors,screening and prevention. Nat Rev Clin Oncol,2023,20 (5):338-349.

（周　俊）

第三节　神经组织:冯德培院士与神经肌肉接头信号转导

◉ 【教学内容】

神经组织是构成人体神经系统的主要成分,它广泛分布于人体的组织和器官内,调节和支配各种器官和组织的活动。神经组织由神经细胞和神经胶质细胞组成。神经细胞是神经系统的结构和功能单位,常称为神经元,具有接受刺激、整合信息、产生和传导神经冲动的能力。神经胶质细胞对神经元起支持、保护、营养和绝缘等作用。突触是神经元与神经元之间,或神经元与效应细胞之间传递信息的细胞连接。神经元与神经元通过突触彼此联系形成神经网络和通路,通过神经末梢调节人体各组织器官的功能活动。

⊙【课程思政教学设计】

在讲授神经元突触时,介绍我国著名的神经生理学家、中国科学院院士、美国国家科学院外籍院士冯德培在神经肌肉接头领域取得的世界领先的科研成果,为化学传递学说的创立奠定了坚实的基础。以此案例进行课程思政教学设计,让医学生感受到老一辈科学家的家国情怀和科学创新精神,激发医学生的民族自豪感和使命担当。在面对未来的医学与科研挑战时,医学生们应以冯德培为榜样,树立坚定的信念,投身于科学研究与临床实践,努力为国家和人民的健康事业贡献自己的力量。

神经肌肉接头是运动神经末梢与骨骼肌之间形成的一种特殊的化学突触,又称运动终板,在人体的运动控制中起着至关重要的作用。神经肌肉接头能够快速响应神经冲动,从而使骨骼肌可以精确地按照大脑或脊髓的指令进行收缩或舒张,实现人体各种复杂和精细的动作,如行走、跑步、跳跃、扭动等。那么神经元到骨骼肌的信号是如何传导的呢?

20世纪30年代,我国著名的神经生理学家冯德培院士在这一领域的开创性工作,为揭示神经肌肉接头的信号转导奠定了基础。他在中国做出了国际公认的一流研究成果,为我国科学家在国际上争得了荣誉。

1930年秋,冯德培在伦敦大学师从诺贝尔生理学或医学奖得主希尔教授攻读博士学位。读博期间,他发现"静息肌肉被拉长时放热显著增加、同时氧消耗也增加"的肌肉热弹性反应,即引张反应,解决了当时尚未明了的肌肉热弹性特性问题,获得国际学界的广泛认可,后来国际上用他的姓命名肌肉热弹性反应为"冯氏效应"。他也成为当时国际生理学领域的青年翘楚,备受同行关注。

20世纪30年代中期,国难当头,冯德培毅然回国,艰苦创业。1934年夏,在北京协和医学院一个无窗的地下室中,他利用购置和自己制造的仪器,迅速搭建起实验室并展开独立研究。凭借敏锐的科研洞察力,他聚焦于神经肌肉接头领域的研究。在1936年至1941年的六年间,冯德培领导的实验室接连发表了26篇关于神经肌肉接头的重要论文,获得国际同行的高度评价。其中关于神经肌肉接头化学传递的开创性研究工作,被认为是化学传递学说的先驱,为神经肌肉接头信号转导提供了关键证据。同时,他提出的诺贝尔奖级别的理论,即钙对神经递质释放的影响,与1970年诺贝尔生理学或医学奖得主Bernard Katz的研究结果相近。Katz曾表示,若非日本侵华导致冯德培的研究中断,诺贝尔奖肯定将属于冯德培。

正是出于对国家、对科学的热忱,冯德培在神经决定骨骼肌纤维类型、中枢神经突触可塑性、长时程增强等研究领域取得了多项开创性成果。他的研究成果获得国际同行的高度认可,先后被推荐为美国国家科学院外籍院士、第三世界科学院院士。

通过对冯德培院士的案例讲解,让医学生深刻感受到老一辈科学家崇高的爱国热情与舍我其谁的豪情。作为未来的医疗工作者,医学生应当学习和传承这种家国情怀,传承勇于挑战和不断探索未知的科学创新精神,承担起时代赋予的责任使命,为祖国的医学科学事业作出自己的贡献。

⊙【融入的思政元素】

1. 人格修养:爱国奉献、责任使命。
2. 求是创新:科学创新。

⊙ 参考文献

［1］XIE W,GUO B Y,QIAN Y Y. Te-Pei Feng:a pioneer of neuromuscular physiology in China［J］. Protein Cell,2022,13（6）:387-393.

［2］冯德培. 六十年的回顾与前瞻［J］. 生理科学进展,1986（3）:3-8.

（李仲杰）

第三章

医学生物化学与分子生物学课程思政案例

　　医学生物化学与分子生物学主要涉及生物大分子的化学组成及三维结构;生物大分子如何与其他分子相互作用;细胞如何合成和降解生物大分子;细胞如何保存和利用能量;组成生物大分子及协调生物大分子活动的机制;遗传信息如何储存、传递和表达;疾病过程中的生物化学相关问题以及如何用生物化学与分子生物学的方法来诊断与治疗疾病。此外,还注重通过实验来强化所学的基础理论知识,训练学生掌握基本的分子生物学实验技能,能够理解并应用现代分子医学研究的新技术、新方法,为培养优秀基础医学研究人才和临床医生奠定基础。

第一节　蛋白质的结构与功能:中国首次成功合成胰岛素

⊙【教学内容】

　　蛋白质是生命的基础,在生物体内执行着多种关键功能。蛋白质的功能直接依赖于其独特的三维结构。在众多蛋白质中,胰岛素是第一个被确定氨基酸序列的蛋白质。体内胰岛素分泌不足或作用异常会导致糖尿病的发生。对于1型糖尿病患者和部分2型糖尿病患者来说,外源性胰岛素补充是维持生命的必需治疗手段。目前,人工合成胰岛素的研发和生产已经取得了重大突破。人工合成胰岛素的成功不仅提高了数百万糖尿病患者的生活质量,也为其他治疗性蛋白质的开发和生产开辟了道路,展示了蛋白质工程和生物技术在现代医学中的巨大潜力。

⊙【课程思政教学设计】

　　以讲授胰岛素蛋白质结构为例,通过讲述成功合成世界上第一个人工胰岛素的中国科学家团队的案例进行课程思政教学设计。在家国情怀层面,中国科学家在当时国内科研相对落后的情况下,坚定理想信念,秉持社会责任感,勇于承担国家科研发展任务,在科学研究中敢于挑战世界科技前沿。在求是创新层面,尽管当时国内连氨基酸也没生产过,科学家团队依靠严谨求实的决心和顽强的毅力,一步一步地解决了一个个技术难关,充分体现了科学创新的精神。首个人工牛胰岛素的成功合成,不仅推动了我国生物技术的发展,更为全球糖尿病患者带来了福音。通过这一案例，激励医学生以这些杰出的科学家团队为榜样，坚定理想信念，勇于创新，努力在未来的科学研究与医学实践中作出自己的贡献。

我国科学家在世界上首次成功合成人工牛胰岛素，是中国生命科学史上的一个里程碑事件。人工合成牛胰岛素的设想，是1958年夏天在中国科学院上海生物化学研究所（简称"中科院生化所"）召开的研讨会上提出的。1955年，英国剑桥大学的Sanger完成了胰岛素的测序（后于1958年荣获了诺贝尔化学奖）。*Nature*杂志预言，人工合成胰岛素仍然是一个遥远的梦想。1956年初，党中央发出了"向科学进军"的号召，推出新中国第一个中长期科技发展规划《1956—1967年科学技术发展远景规划》。1958年底，中科院生化所所长王应睐院士领衔的人工合成胰岛素项目被列入1959年国家科研计划，代号"601"（意即"60年代第一大任务"）。

20世纪50年代的中国正处于发展初期，科研基础十分薄弱。显然，人工合成胰岛素并不是一件容易的事情，前期面临的挑战更是巨大，一切都要从零开始。首先是缺乏蛋白质合成的基本原材料——氨基酸。当时，除了以生产味精为目的小规模生产部分氨基酸之外，我国在大规模制备用于蛋白质合成的氨基酸方面几乎空白。科研人员只好因陋就简，在屋顶上搭一个棚，自己戴防毒面具制造出了17种氨基酸。他们还研究了天然胰岛素A、B链的分离与重构技术，取得了重大突破，为胰岛素的合成和活性验证建立了清晰的路线。

20世纪60年代初，我国经济出现困难，合成牛胰岛素的研究一度进展缓慢。1963年8月，在国家科委和中科院领导的鼓励下，秉持"牛胰岛素不是上海的，也不是北京的，而是中国的"共同信念，中科院生化所、上海有机化学研究所和北京大学开始合作、联合攻关（图3-1）。1965年9月17日清晨，研究人员齐聚楼顶，小心翼翼地从冰箱中取出已经结晶的人工合成牛胰岛素晶体。在阳光下，晶体闪闪发光，意味着与天然胰岛素的结晶完全相同。大家都兴奋地鼓起掌来。为了

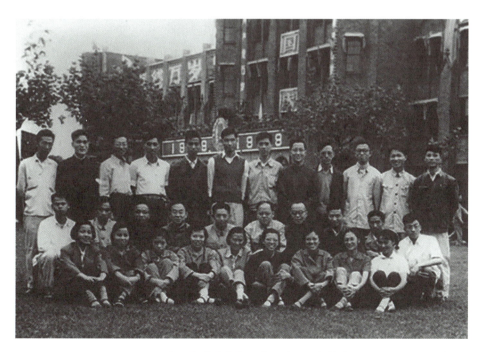

图3-1　人工合成胰岛素研究组成立之初的人员

证实人工合成的牛胰岛素是否具有生物学活性,必须再做一个小鼠的痉挛反应实验。当注射了合成胰岛素的小鼠发生痉挛、跳跃时,周围的研究人员全部都跳了起来! ——1965年11月,凝聚着三家科研单位、百名科研人员心血的合成牛胰岛素终于面世!

中国科学家成功合成牛胰岛素的消息,迅速得到了国际社会的关注,举国上下为之振奋,也让中国科学家倍感自豪,增强了自信心。瑞典皇家科学院诺贝尔奖评审委员会化学组主席 Arne Tiselius 慕名专程来到中科院生化所。他竖着大拇指说:"你们没有这方面的专长和经验,却成功合成了胰岛素,无愧是世界第一!"合成牛胰岛素是我国首次大规模、高水平的研究,是生命科学领域"大科学"研究模式的一个成功范例。这一成果不仅为全球糖尿病患者带来了福音,而且彰显了中国科学界的创新能力与责任担当。这一成就的背后,是科学家们对于科学真理的执着追求,是"科技强国"思想的重要体现。

回顾中国合成人工胰岛素的历程,医学生不仅为科学前辈们的成就感到自豪,而且能够从中汲取人生前进的动力。作为新时代的建设者和接班人,医学生应该努力继承和发扬老一辈科学家们的优良传统,坚定理想信念,勇于担当,磨炼自己的科学创新、团队协作能力和培养爱国奉献精神。这些精神财富也是医学生未来学习和工作中的重要指引。

➡ 【融入的思政元素】

1. 家国情怀:理想信念、勇于担当、社会责任感。
2. 求是创新:科学创新、严谨求实。

➡ 参考文献

［1］王泽华. 我国完成人工全合成结晶牛胰岛素［EB/OL］.（2021-09-21）［2024-08-26］.https://baijiahao.baidu.com/s? id=1711489998856240765&wfr=spider&for=pc.

［2］KUNG Y T,DU Y C,HUANG W T,et al. Total synthesis of crystalline bovine insulin［J］. Sci Sin,1965;14（11）:1710-1716.

［3］SUN Y. The creation of synthetic crystalline bovine insulin［J］. Protein Cell,2015;6（11）:781-783.

（郑莉灵 杨可嘉 张咸宁）

第二节 酶与酶促反应:新中国生物化学领域的奠基人邹承鲁院士

➡ 【教学内容】

酶学基础是生物化学教学中的核心内容,涵盖了酶的基本概念、分类、功能,以及其调控与抑制机制。酶学基础内容重点讲授酶的催化作用、酶促反应动力学、酶活性调控机制等内容。酶的功能变化是许多生理和病理现象的物质基础,许多临床药物正是通过抑制或激活酶的活性来发挥其疗效。因此,掌握这些知识不仅是医学生理解蛋白质功能和代谢调控原理的必要前提,更是未来深入学习生理学、病理学和药理学的重要基石。

❯ 【课程思政教学设计】

在讲授酶学基本概念中,通过分享我国酶学领域奠基人邹承鲁院士的卓越贡献和个人事迹进行课程思政教学设计。在求是创新层面,邹承鲁院士学风严谨、品德高尚,为新一代医学科研工作者提供了宝贵的精神指引;他勇于开发新方法新理论,为结晶牛胰岛素的制备等一系列重要工作贡献力量。在人格修养和家国情怀层面,邹承鲁院士胸怀祖国,具有强烈的社会责任感,从剑桥大学博士毕业后回国,为新中国生物化学研究的奠基和发展作出了卓越的贡献。

在新中国生物化学研究的发展史册上永远铭刻着一个重要的名字。他是"人工合成牛胰岛素"项目的主要参与者,首先提纯了线粒体琥珀酸脱氢酶,在酶学研究中提出了被广泛应用的"邹氏公式"和"邹氏作图法",在 *Nature* 上发表了改革开放后的第一篇论文。他在科研上成就斐然,先后获得了两次国家自然科学奖一等奖、四次国家自然科学奖二等奖。他注重科研诚信,首次在科学界提出科研道德问题。他的名字叫邹承鲁。

邹承鲁 1923 年出生于山东青岛。他于 1941 年考入了国立西南联合大学。在那个山河动荡的年代,邹承鲁毅然决定投笔从戎,于 1944 年成为炮兵营的一名士兵,随后又前往印度,为中国远征军提供后勤补给。在"国立西南联合大学抗战以来从军学生题名纪念碑"上,就刻着邹承鲁的名字。

获得留英深造的机会是邹承鲁科研生涯的一个重要转折点。他先在伯明翰大学师从诺贝尔化学奖得主 Norman Haworth 从事糖化学的研究,随后转入剑桥大学跟随 David Keilin 从事酶动力学研究。邹承鲁的研究进展迅速,1949 年便单独署名在 *Nature* 上发表论文。他在剑桥大学期间结识了著名地理学家李四光的独生女李林,两人于 1949 年结婚。后来,邹承鲁和李林都成为中国科学院院士,成就了"一门三院士"的佳话。

博士毕业后,邹承鲁毅然投身于新中国的科研事业,在中国科学院上海生理生化研究所成立实验室。1958 年邹承鲁在艰难的条件下临危受命,参加发起人工合成牛胰岛素的工作,并负责一个非常关键的技术路线验证任务——把连接天然胰岛素分子 A 链和 B 链的二硫键打断,然后重新生成二硫键,再次获得具有生物活性的分子。从概率的角度上来说,分离的 A 链与 B 链形成正确二硫键的概率是非常低的。邹承鲁带领团队潜心攻关,将概率从不足 1% 最终提高到超过 10%,从而确立了技术路线的可行性。人工合成牛胰岛素的成功彰显了新中国的科研实力,为中国生物化学领域的发展奠定了坚实的基础。

邹承鲁后期潜心研究酶学基础理论,建立了蛋白质必需基团的化学修饰和蛋白质活性之间的定量关系式,被称为"邹氏公式",配合使用的图示方法则被称为"邹氏作图法"。这些方法成为酶学研究的重要工具,被国际学术界广泛应用。在一次国际会议上,一位美国教授遇见邹承鲁后,直白地对他说:"你就是那个欠我钱的人!"邹承鲁听后感到十分诧异,不明白其中的含义。后来才得知,原来这位美国教授在自己的书中介绍了"邹氏公式"和"邹氏作图法",结果不断有人来信索要原始论文,他不得不自己出钱复印后邮寄。可见,邹承鲁在国际科研界同样具有深远的影响力。

邹承鲁不但学问做得好,其严谨的治学态度和务实的学术风范更是研究人员的榜样。他率性坦诚、坚持实事求是的科研态度,敢于质疑学术上的不良之风,赢得了同行的拥戴和赞誉。他常引用白居易的两句诗:"试玉要烧三日满,辨材须待七年期。"这体现了他对科学严谨性的重视和对真理的执着。他还常说:"你要是老想着在科学上出名,那就永远做不成一个好科学家。"这句话是他治学的座右铭。

邹承鲁院士以卓越的学术成就和崇高的治学精神,深刻影响了中国科学的发展。他以科研诚信为己任,倡导科研道德,捍卫学术风气;他不仅学术卓越,亦有浓厚的家国情怀和社会责任感;他治学严谨,强调科学求真,反对浮躁功利,堪为医学生的楷模。

【融入的思政元素】

1. **家国情怀**:理想信念、社会责任感。
2. **求是创新**:严谨求实、科学创新。

参考文献

[1] 金振蓉,冯永锋.邹承鲁:真诚透明的科学人生[N/OL].光明日报,2006-11-24[2024-08-19].
https://www.gmw.cn/01gmrb/2006-11-24/content_512615.htm.
[2] 李晨阳.邹承鲁:只向真理低头,偶尔为爱温柔[N/OL].中国科学报,2022-12-15[2024-08-19].
https://news.sciencenet.cn/htmlnews/2023/1/492067.shtm.

(张　汕　郑莉灵)

第三节　脂质代谢:血脂调控的新希望

【教学内容】

物质代谢主要涵盖糖代谢、三羧酸循环、生物氧化、氨基酸代谢、脂代谢和核苷酸代谢等。脂质分子不仅在能量储备与供给中发挥重要作用,也是细胞膜的主要结构成分,并在信号转导和激素合成中具有关键作用。脂代谢可分为细胞水平的代谢和机体水平的代谢两个方面。细胞层面的代谢包括脂肪酸的合成与分解、甘油三酯和磷脂的合成与分解,以及胆固醇代谢;而机体水平的脂代谢则以脂蛋白为核心,负责脂质在不同组织间的运输和分配。

◯ 【课程思政教学设计】

以脂蛋白的研究历程和他汀类药物的开发为切入点,通过分析关键环节中科学家的贡献进行课程思政教学设计。相关案例体现了基础研究与临床实践的紧密结合,强调临床药物的更新迭代是科学家们不懈努力、长期积累的结果。在国际视野和求是创新层面,强调科学研究的国际合作,同时聚焦中国学者的新贡献,激励医学生开展更多高质量的医学研究,为实现中华民族伟大复兴作出更大的贡献。

20 世纪 70 年代,美国科学家 Michael S. Brown 和 Joseph L. Goldstein 的研究揭示了低密度脂蛋白(LDL)如何通过特定的受体进入细胞,这一发现阐明了胆固醇在体内的调控机制,尤其是 LDL 受体在调节血液中胆固醇水平方面的关键作用,为降胆固醇类药物的开发提供了理论基础。同一时期,日本生化学家远藤章(Akira Endo)筛选了 6 000 种发酵产生的化合物,最终分离出一种能够有效抑制羟甲基戊二酰辅酶 A(HMG-CoA)还原酶的物质——美伐他汀。美伐他汀是 HMG-CoA 还原酶的结构类似物,在针对家族性高胆固醇血症杂合子患者的临床试验中显示出显著的降低胆固醇效果。

尽管美伐他汀具有显著的降胆固醇效果,但其潜在的毒性和安全性问题限制了它的应用,使其最终未能上市。与此同时,在其他制药公司的研究过程中发现了与美伐他汀类似的化合物,最终开发出第一种用于临床的他汀类药物——洛伐他汀。洛伐他汀的成功引发了更多制药公司开发新一代他汀类药物的热潮,辛伐他汀、阿托伐他汀、瑞舒伐他汀等多个他汀类药物相继上市(图 3-2)。他汀类药物的迭代充分体现了科技进步的持续性。尽管他汀类药物取得了巨大的临床成功,但不同个体对他汀类药物的反应差异很大,部分患者甚至难以通过他汀类药物控制血脂水平。因此,胆固醇代谢相关的基础和临床研究仍然存在巨大的开拓空间,医学生在未来的科学研究中,应该充分思考如何在科学研究和临床实践中兼顾广泛适用性与个体差异性。这些案例表明,科学探索是一个充满挑战的漫长过程,需要足够的耐心、坚定的毅力和持续的努力。

21 世纪以来,我国学者在脂代谢研究领域取得了越来越多的成就,宋保亮院士就是其中的优秀代表。他在中国科学院上海生命科学研究院生物化学与细胞生物学研究所(简称上海生化细胞所)获得博士学位后,赴得克萨斯大学西南医学中心 Brown 和 Goldstein 的实验室从事博士后研究,并与 Russell DeBose-Boyd 合作从事 HMG-CoA 还原酶降解调控的研究。归国后,宋保亮院士先后在上海生化细胞所和武汉大学从事科研工作。他的一项重要研究成果是在哈萨克族人家系中鉴定出一种罕见的 *LIMA1* 基因突变,并揭示了该蛋白在胆固醇代谢中的调控机制。

哈萨克族人的饮食中牛羊肉比例较高,但他们患心血管疾病的风险明显低于汉族人群,提示哈萨克族人可能携带某些适应性遗传突变。宋保亮团队与马依彤团队在低 LDL 的哈萨克族人家系中发现了 *LIMA1* 基因的移码突变,进一步揭示了 *LIMA1* 在小肠胆固醇吸收中的调控机制。科研团队紧紧抓住不同人群在疾病易感性上的差异,深入边远地区,不断探索、追根溯

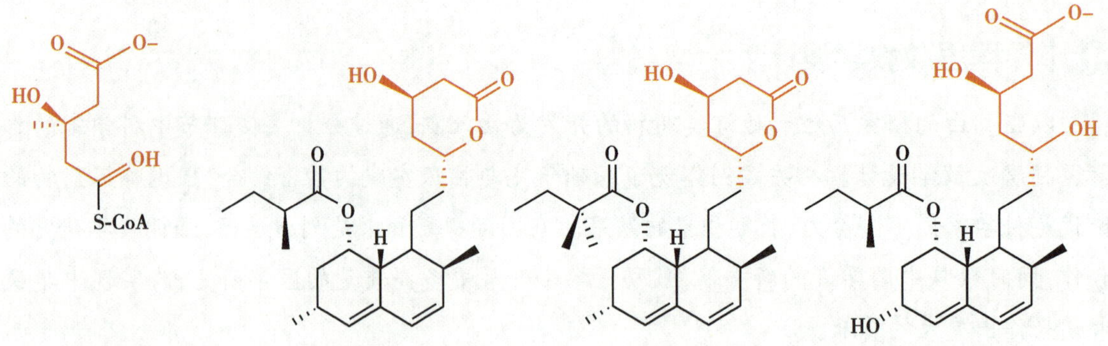

HMG-CoA 羟甲基戊二酰辅酶A　　lovastatin 洛伐他汀　　simvastatin 辛伐他汀　　pravastatin 普伐他汀

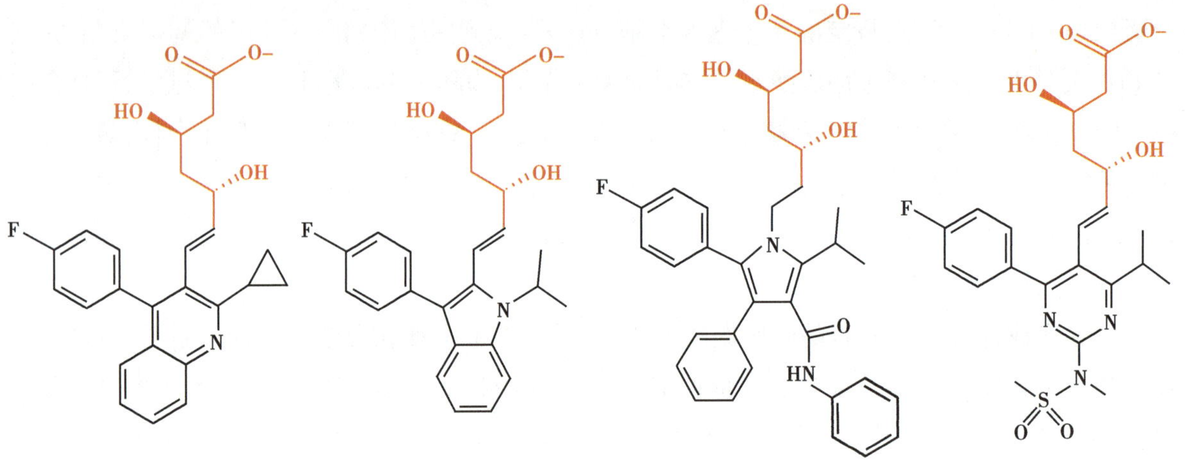

pitavastatin 匹伐他汀　　fluvastatin 氟伐他汀　　atorvastatin 阿托伐他汀　　rosuvastatin 瑞舒伐他汀

图 3-2 HMG-CoA 与多种他汀类药物的分子结构

源，充分体现了科学家的科研敏感性，同时折射出探究未知、不断突破自我的科学精神。我国地大物博、人口众多，各民族都具有其独特的基因和遗传特征。遗传多样性在科学研究中具有重要的利用价值，它要求科学家深入思考细微的科学现象，并以此培养学生勇于创新的科研精神。

他汀类药物的研究成果彰显了国际合作的重要性，激励学生在科学探索中坚持创新，专注于问题的本质，为人类健康贡献智慧与力量。以宋保亮为代表的中国科学家所展现的探索精神、执着努力和勇于创新的科研态度，激励着医学生在求知和科学研究过程中保持好奇心和敏锐的洞察力，勇于突破常规，科学创新。

【融入的思政元素】

1. 国际视野：国际合作。
2. 求是创新：严谨求实、科学创新。

参考文献

罗婕,韩玉芹.《科学》发表宋保亮团队最新研究成果［EB/OL］.(2018-06-08)［2024-08-26］.
https://news.whu.edu.cn/info/1002/51379.htm.

(张　汕　郑莉灵)

第四节　基因工程与蛋白质工程:周健——
从学徒工到研发 HPV 疫苗

【教学内容】

癌基因的异常表达与肿瘤的发生密切相关。多种肿瘤的发生与病毒引起的基因表达异常相关。其中,人乳头瘤病毒(HPV)感染可导致宫颈癌。HPV 在侵染人宫颈上皮细胞后将自身基因组整合于细胞基因组,导致宿主细胞基因组的不稳定,激活癌基因或抑制抑癌基因。HPV 表达 E6、E7 等蛋白,干扰宿主细胞的正常功能,阻止细胞周期的正常进程,导致细胞的异常增殖。

【课程思政教学设计】

以人乳头瘤病毒(HPV)的发现及疫苗研发历程为例,通过讲述周健博士的案例进行课程思政教学设计。在家国情怀层面,周健的研究不仅为全球女性带来了健康福音,也为全球公共卫生事业作出了不可磨灭的贡献,体现了他作为科学家的社会责任感和为人类健康事业奋斗终身的崇高精神。在求是创新层面,周健从 HPV 病毒的基础研究出发,勇敢面对科研过程中的种种挑战,最终成功研发出基于病毒样颗粒的全新疫苗。通过本案例,让医学生深刻认识到,科学研究不仅关乎专业发展,更涉及对社会的贡献和对人类命运的责任。

宫颈癌是女性中最常见的肿瘤之一。据 WHO 统计,2022 年全球超过 30 万女性死于宫颈癌。全球超过 5% 的癌症是由 HPV 的持续感染引起的,给公共卫生工作造成了极大的负担。从病因的发现到有效医疗手段的研发成功是一个漫长的过程,而 HPV 疫苗的研发历程提供了一个科研成果向临床应用成功转化的典型例子。

20 世纪 70—80 年代,德国病毒学家 Harald zur Hausen 经过长达 10 年的不懈努力,通过对不同 HPV 亚型的分析,终于在 1983 年发现了导致肿瘤的高风险亚型 HPV16。HPV 的感染是宫颈癌发生的主要诱因,后续研究发现约 70% 的宫颈癌活检样本中存在着 HPV16 和 18 类型。HPV 的发现是探索有效治疗方法的关键所在,为后续疫苗的研发提供了重要的科学依据。

随后,科学家们开始探索如何通过疫苗来预防宫颈癌的发生。众多科学家在科学研究中持续不懈地努力,换来了 HPV 疫苗研发的巨大成功。目前的主流 HPV 疫苗是基于病毒样颗粒,它能有效预防 HPV 感染,减少癌前病变的发生,降低宫颈癌的发病率和死亡率。华人科学家周健博士在 HPV 疫苗的研发中作出了不可磨灭的贡献。

周健出生于 1957 年,浙江杭州人。高中毕业后,他成为了针织厂的一名工人,后来又被分配到杭州郊区的无线电通信厂做焊工学徒。尽管如此,周健始终保持着对医学研究的挚爱。1977 年国家恢复高考,周健考入温州医学院,在大学校园里与后来成为妻子的孙小依相识相知。他先后在浙江医科大学、河南医科大学攻读硕士、博士学位,随后前往北京病毒所和北京医科大学生物化学研究所,正式开始用分子生物学方法研究 HPV 的历程。1988 年,周健到剑桥大学病毒学家 Lionel Crawford 教授的实验室从事病毒学研究。他开发了利用病毒作为载体表达蛋白的方法,为后来的 HPV 疫苗研究工作埋下了伏笔。1989 年,周健遇到了来自澳大利亚昆士兰大学的 Ian Frazer 教授。Frazer 后来回忆说:"我们常常在喝咖啡时间相遇,并谈论彼此如何合作来实现并验证一些新的设想。"共同的科学信念和事业目标,让两位科学家走在了一起。

1990 年,在 Frazer 的盛情邀请下,周健前往昆士兰,与其一起合作研发 HPV 疫苗。科学研究并非一蹴而就,病毒疫苗的研发关键是要获得具有免疫原性的病毒颗粒。病毒学家对于 HPV 并不陌生,这个病毒已被研究了几百年,但对 HPV 的体外培养却从来没有成功过,并且 HPV 感染细胞后就会将自身的 DNA 整合到宿主的基因组上,不会产生大量病毒颗粒。如何在体外获得病毒颗粒是攻克 HPV 疫苗的重大难关。

周健全身心投入到 HPV 疫苗的研发工作上。一天晚上,在与同做科研工作的妻子聊天过程中,周健忽然意识到,如果把他们已经纯化出的病毒壳膜直接放到试管里,尝试不同的条件,也许能做出一个病毒外壳来。孙小依当时觉得丈夫在异想天开,没有立即去做这个实验。两周以后,在丈夫的催促下,孙小依把两种 HPV 的晚期蛋白按照不同的比例混在了一起。等他们将样本制备好放到电子显微镜下一看,他们惊呆了——看到了完整的病毒样颗粒。研发 HPV 疫苗的重大难关在周健这种敢于直面困难、勇于尝试的科学精神下终于被攻克了。

这些病毒样颗粒本身就是优越的疫苗组分,能够诱发免疫反应但又不携带病毒的遗传物质,具有很高的生物安全性。随后的动物实验也证实了这个病毒样颗粒的免疫原性。周健与 Frazer 在 1991 年申请了发明专利。随后昆士兰大学联合医药公司开展了针对宫颈癌的临床试验。从研究上的原始创新到临床上的应用往往需要漫长周期,特别是对于 HPV 疫苗这样需要漫长随访周期的试验。2005 年,医药公司终于宣布,HPV 疫苗的临床试验取得巨大成功。2006 年,Frazer 在昆士兰的一家医院为一对少年姐妹注射了第一剂商业化的 HPV 疫苗。HPV 疫苗在美国上市以来,四种致病性 HPV 亚型的感染率下降了约 80%。2016 年,二价 HPV 疫苗开始在中国上市。近年来,多个国产疫苗企业也在这一赛道发力,二价和四价 HPV 疫苗已经上市,国产九价 HPV疫苗也正在准备上市。

然而,HPV 疫苗的共同发明人周健却没有能看到这一天。他生前,每年 3 月都会回到浙江关注和了解 HPV 疫苗临床试验的开展情况。可是谁也没想到,1999 年 3 月他突发感染性休克,在杭州病逝,享年42岁。周健虽然离开了,但他留给了人类一笔宝贵的财富,历史将永远铭记这位为人类健康事业奋斗一生的科研人。

　　周健博士在HPV疫苗的开发中作出了决定性的贡献。在研发过程中遇到困难时,他敢于尝试新思路,创新性地制备出病毒样颗粒,为疫苗的成功研发奠定了坚实的基础。他的贡献深刻影响了全球公共卫生事业,充分体现了他作为科学家的社会责任感和为人类健康事业奋斗终身的崇高精神。

◉【融入的思政元素】

　　1. 家国情怀:社会责任感。

　　2. 求是创新:科学创新。

◉ 参考文献

[1] ZHAO K N,ZHANG L,QU J. Dr. Jian Zhou:The great inventor of cervical cancer vaccine [J]. Protein & Cell,2017,8(2):79-82.

[2] 陈欢欢,王丹红. 一生伟业 真真切切[N].科学时报,2007-10-22 [2025-03-13].http://news.sciencenet.cn/sbhtmlnews/2007102213422286192162.html.

[3] FRAZER I H. The HPV vaccine story [J]. ACS Pharmacol Transl Sci,2019,2(3):210-212.

(张　汕　郑莉灵)

第四章
生理学课程思政案例

生理学是一门研究人体在正常状态下各器官、组织及系统功能活动规律的学科,课程内容涵盖人体从分子、细胞、组织、器官到系统的功能及其调节机制,旨在揭示生命活动的基本原理和规律,强调体内各系统之间的相互协作和机体对环境的适应能力。课程核心内容包括:消化与吸收、营养与代谢、呼吸系统、血液与循环系统、神经系统以及生殖系统等内容。该课程将理论讲授和实验教学相结合,注重培养学生的科学思维和分析能力,强调知识的系统性和应用性,为后续学习病理学、药理学及临床学科提供基础理论支持。生理学的教学目标在于帮助医学生理解生命活动的基本规律,注重动态调节与功能整合的原理,提升医学生解决临床相关生理问题的能力,为其日后的科研或临床工作奠定全面的知识和技能基础。

第一节 消化系统:中国生理学之父林可胜与肠抑胃素

◯【教学内容】

消化系统的基本功能包括消化食物和吸收营养物质以及排泄食物残渣和某些代谢产物。食物经过"机械消化"与消化液充分混合成为食糜,其中的糖类、脂肪和蛋白质等大分子营养物质需要经过"化学消化"分解为小分子营养物才能被消化道吸收。消化过程中多个器官之间的生理功能可以保持高度协调,这得益于神经调控和体液调控。体液调控能够对消化系统多器官的协调作用进行精细控制,主要体现在胃肠激素(包括促胃液素、促胰液素、缩胆囊素、抑胃肽、生长抑素等)的生理功能和调控机制。食物由口腔经食管进入胃内成为食糜,促胃液素分泌增加,促进胃酸和胃蛋白酶分泌以及胃肠运动,收缩幽门括约肌,延缓胃排空,促进胰酶和胆汁分泌。当食糜经过胃排空进入小肠,刺激小肠黏膜分泌促胰液素和缩胆囊素,刺激胆囊收缩、胆汁分泌,促进胰液和消化酶以及小肠液的分泌,抑制胃酸分泌和胃排空。

◯【课程思政教学设计】

以讲授我国生理学先驱林可胜教授在胃肠激素研究领域中的杰出成就为例,进行课程思政教学设计。通过讲述林可胜在中国生理学学科建设和人才培养中的贡献,以及抗日救国的传奇经历,帮助学生更深入地理解专业知识。通过本案例,医学生可深入了解胃肠激素的发现过程,拓展对相关领域的学习和研究,体悟林可胜的治学品格、进取精神和家国情怀,提升自己的科学素养和爱国热情,学习并弘扬爱国敬业、甘于奉献、严谨求实的科学家精神。

20 世纪 20 年代中期以前,中国生理学还处于"萌芽阶段",我国学者仅进行过一些零散的生理学研究工作,主要是收集和统计中国人的生理参考值。尽管生理学是一门实验生命科学,但国内屈指可数的几所医学院(包括北京协和医学院)在生理学的教学方面,只讲课本内容而无实验操作训练,严重阻碍着我国生理学的发展。这些"萌芽"状态,直到林可胜回国工作,才有了明显改观。

林可胜祖籍福建厦门。他在英国爱丁堡大学师从著名生理学家 Sharpey-Schafer,获得博士学位。1923 年当选爱丁堡皇家学会院士。翌年,洛克菲勒基金会资助林可胜到美国芝加哥大学著名生理学家 A.J.Carlson 教授实验室进修一年,研究胃液分泌的调控机制,为其后续独立开展相关工作提供了扎实的理论基础和先进的研究技术方法。林可胜还和张锡钧一起系统收集了爱丁堡大学和芝加哥大学的生理学实验资料,为后来编写我国本土的生理学实验教材做了充分准备。

林可胜的才华和声誉早在 1922 年就引起了美国洛克菲勒基金会的关注,该基金会曾试图邀请他到北京协和医学院(以下简称"协和")任教。1925 年秋,经反复讨论,洛克菲勒基金会最终决定聘请当时年仅 28 岁的林可胜博士担任协和生理系主任。1927 年,林可胜晋升为教授,成为北京协和医学院首位华人教授,这一举动在协和引起了广泛反响,并为中国学术界在国际舞台上赢得了极大的尊重。

林可胜到协和就任后,一扫生理系之前萎靡沉寂的风气,奋发图强,锐意革新,在科学研究、学科建设、教学和人才培养等方面很快作出突出成绩。通过移植去除神经的胃组织和不同营养成分的食物进行胃灌流,在排除神经调控和淋巴循环的潜在影响后,林可胜发现进食脂肪可促使小肠黏膜释放一种新物质,这种物质随血液循环到达胃,抑制胃酸分泌和胃运动。林可胜认为这种物质是一种蛋白质类的激素,并将其命名为"肠抑胃素"(enterogastrone)。这一发现被认为是国际生理学领域的一项重大突破。与林可胜共同发现这项成果的日本学者小坂隆雄被日本胃肠学界誉为"日本胃肠激素之父"。1953 年以后,随着分子生物学的兴起和对胃肠激素成分的进一步研究,生理学界认为"肠抑胃素"是具有抑制胃酸分泌和胃排空效应的多种胃肠激素的总称。

在学科建设方面,林可胜表现出极强的开创能力。1926 年 2 月,林可胜率先提议并发起成立中国生理学会,同时邀请时任协和生物化学系主任的吴宪和药理学教授 B. E. Read 作为主要发起人。同年 9 月,中国生理学会第一届年会在北平召开,林可胜当选首任会长。中国生理科学(当时涵盖生理学、生物化学、药理学、营养学等学科)工作者终于有了自己的学术团体,他们加强相互联系,促进学术交流。翌年春,林可胜发起创办的《中国生理学杂志》(英文版)正式出版。他花费了大量心血对每一篇稿件严格把关,直到完全满意才接受发表。这对于培养严谨的科学作风起到了示范作用。杂志一经出版就在国际生理学界获得好评并被积极订阅,也是当时中国最好的学术期刊之一。中国生理学会的成立和《中国生理学杂志》的创刊成为我国生理学发展史上的里程碑,在短短 12 年(1925—1937)时间里使中国生理学从"萌芽"状态大步流星般地跨越到近现代水平,林可胜因而被誉为中国近现代生理学的奠基人。

在教学和人才培养方面,林可胜乐于奉献,甘为人梯,诲人不倦。到任协和后,林可胜很快就组织起一支科研与教学兼备的人才队伍,包括倪章棋、林树模、张锡均、冯德培等,这是当时中国生理学专业的最强阵容。林可胜特别强调实验教学以及青年学生和教师实验技术的基本功训练。他主编的《生理学实验讲义》在当时及后续若干年一直都是我国生理学实验教学的经典。林可胜为中国生理学培养人才不遗余力,他为来自许多医学院校及综合性大学的年轻教师制订了完整的培养计划。我国老一辈生理学家中,许多人都出自他门下,林可胜当之无愧地成为"一代宗师"。生理学人才辈出,大大促进了中国生理学的可持续发展。

1937年,日军悍然发动"七七事变"。林可胜义愤填膺,毅然投笔从戎,南下参加西南大后方红十字会工作,担任救护总队队长。借助他的国际声望,救护工作得到许多国外进步团体、个人以及爱国侨胞的大量捐助。他赠送新四军大量药品器材,得到宋庆龄和周恩来的嘉许。林可胜在贵阳建立的"战时卫生人员训练所"吸收汇集了大批高级医护人员,其规模远远超过当时国内任何一所医学院,体现了他的强大号召力和领导才能。1942年,林可胜当选为美国国家科学院外籍院士。抗日战争胜利后,他延揽了大量医药卫生人员,为新中国储备了大批高水平医药卫生人才。

直到去世前,林可胜一直都在惦念中国科学的发展,特别是生命科学领域的发展。借助他的国际学术影响力,林可胜不断向西方学术界介绍中国的科学工作,为新中国学术发展获得国际认可起到重要作用。

林可胜教授的成就不仅推动了我国生理学的迅速发展,而且得到了国际学术界的广泛认可。林可胜的奋斗精神和奉献态度,激励着一代又一代的医疗工作者不断追求卓越,以科学研究为基础,为国家的健康事业添砖加瓦。他的事迹启示广大医学生,在科学研究以及人生成长的道路上,应将报效祖国视为己任,为实现中华民族伟大复兴贡献自己的力量。

▣ 【融入的思政元素】

1. **人格修养**:甘于奉献。
2. **家国情怀**:爱国敬业。
3. **求是创新**:严谨求实。

▣ 参考文献

[1] 梁佩韵,赵雁."科学无国界,科学家有祖国。"总书记这样阐释科学家精神[EB/OL].(2020-09-12)[2024-08-16].http://www.qstheory.cn/laigao/ycjx/2020/09/12/c_1126485415.htm.

[2] 王志均.中国生理学史[M].北京:北京医科大学中国协和医科大学联合出版社,1993.

[3] Davenport H W. Robert Kho-Seng Lim.//Biographical Memoirs[J]. National Academy of Sciences,1980,51:281-306.

[4] 饶毅.几被遗忘的中国科学奠基人之一、中国生理学之父:林可胜[J].中国神经科学杂志,2001,17(2):171-172.

（宋瑞生）

第二节 营养代谢:科学饮食和健康中国

⊙【教学内容】

机体生命活动所需的能量来源于饮食摄入的物质代谢,其中主要是糖类、脂肪和蛋白质的能量代谢。饮食摄入后,机体吸收葡萄糖、氨基酸、脂肪酸等能量物质,血糖升高,促进胰岛素分泌,胰高血糖素水平降低,在体内促进合成糖原、蛋白质和脂肪,储存能量。空腹状态时,血糖降低,促进胰高血糖素分泌,胰岛素水平下降,机体先后通过糖原分解、脂肪分解甚至蛋白质分解代谢,促进糖异生,维持血糖稳态,供应能量消耗所需。除遗传因素外,不当生活方式包括饮食过度、运动减少等是导致机体代谢平衡失调的主要原因。

⊙【课程思政教学设计】

食物不仅是机体能量的来源,还在很大程度上影响着身体健康。以日常膳食管理为切入点,在讲授代谢调控平衡相关知识的基础上进行课程思政教学设计。在家国情怀和求是创新层面,从文化传承和辩证思维的角度,提高医学生对膳食结构与健康管理的认识,同时宣传"东方健康膳食模式"。通过本案例,引导医学生认识到饮食不仅仅是生理需求,还承载着丰富的文化内涵。在强调科学理论的同时,结合传统饮食智慧,鼓励医学生将膳食管理与健康实践相结合,推动健康理念的传播与实践。

民以食为天,不仅要吃饱,更要吃得健康。随着国民餐桌上的食材营养水平不断提高,与之相关的健康问题也在悄然变化。

早在 1959 年我国就启动了新中国成立后的全国性城乡居民营养与健康状况监测。监测结果显示,城乡居民的膳食营养水平均显著提高,每人每日肉类(畜禽合计)平均摄入量从 34.2g(1982 年)增长到 85.0g(2017 年),儿童青少年(7~17 岁)营养不良率从 22.3%(1982 年)下降到 3.2%(2012 年)。时过境迁,2020 年已有 50.7% 的成年人(≥18 岁)达到超重(34.3%)或肥胖(16.4%)的诊断标准,高血压、糖尿病等疾病的患病率也在持续增加。膳食中脂肪供能占比持续上升,农村首次突破 30% 的推荐上限;家庭人均每日烹调中的油和盐用量均远高于推荐值;居民在外就餐比例不断上升,食堂、餐馆、加工食品中的油、盐问题值得关注;儿童青少年过多饮用含糖饮料的问题亦十分突出。

分析表明,我国慢性疾病已经占到人群死因的 88% 以上,其中每 5 例死亡人口中有 2 例死于心血管疾病。成年人(≥18 岁)高血压患病率高达 27.5%,糖尿病患病率达到 11.9%。国际著名医学杂志《柳叶刀》曾多次分析我国心血管疾病和其他慢性疾病的致病原因,将高盐(高钠)饮食纳入首位。我国城乡居民食盐摄入量分析表明,目前全国每日钠摄入量不超过 5g(WHO 推荐量)的成年人占比不到 25%,很多人每日平均摄入量大于 9g,甚至 11g 以上。钠盐直接参与并促进葡萄糖和氨基酸的肠道吸收,促进机体循环容量增加和血压升高,因而长期高钠摄入会导致代谢系统和循环系统的稳态失调。

《中国居民膳食指南(2022)》推荐的"东方健康膳食模式"强调食物多样、合理搭配;倡导吃动平衡、保持健康体重,多吃蔬果、奶类、全谷物和大豆,适量摄入鱼、禽、蛋及瘦肉,少盐少油、控糖限酒,规律进餐并足量饮水。通过学习最新的膳食相关知识,从文化传承和辩证思维的角度,加强医学生科学膳食的理念,以更好的精神面貌和健康的体魄服务健康中国建设。本案例不仅培养医学生对于饮食的科学认知,更通过理解和传播"东方健康膳食模式",提升他们的健康意识,为健康中国建设贡献力量。

【融入的思政元素】

1. 家国情怀:文化传承。
2. 求是创新:辩证思维。

参考文献

[1] 中国疾病预防控制中心营养与健康研究所.中国居民营养与健康状况监测项目简介[EB/OL].(2015-05-15)[2024-08-19].https://www.chinanutri.cn/kydt/kydtgzrw/zgjmyyyjkzkjcxm/201506/t20150617_116055.html.

[2] 中国疾病预防控制中心营养与健康研究所.营养数据年鉴[EB/OL].(2025-01-03)[2024-08-19].https://www.chinanutri.cn/sjnj.

[3] 中华人民共和国国家卫生健康委员会.2022中国卫生健康统计年鉴[EB/OL].(2023-05-17)[2024-08-19].http://www.nhc.gov.cn/mohwsbwstjxxzx/tjtjnj/202305/6ef68aac6bd14c1eb9375e01a0faa1fb.shtml.

[4] 国家卫生健康委疾病预防控制局.中国居民营养与慢性病状况报告(2020年).北京:人民卫生出版社,2022.

[5] SUN D,ZHANG Y,WANG H. Metabolic syndrome and blood pressure response to sodium[J]. Lancet,2009,373(9679):1946.

(宋瑞生)

第三节　血液:生命的"摆渡人"

【教学内容】

血液成分如红细胞、血小板和白蛋白各有功能:红细胞减少会导致贫血;血小板和凝血因子减少会引发大出血;白蛋白减少可能引起水肿和疲劳等。血型是指红细胞膜上特异性抗原的类型,目前已知人类有 35 种血型,其中 ABO 血型最常见。ABO 血型抗原为多糖,抗体为 IgM 型。输血是血液成分的移植,是治疗严重贫血、抢救各类大出血患者的重要手段,必须确保供受者血型匹配,否则可能引发红细胞膜裂解的溶血反应,导致炎症甚至危及生命。现代输血以成分输血为主,可节约血液资源。献血者可捐全血或成分血,输血时必须遵循安全、有效、及时、卫生以及无菌的原则,以确保输血效果。

【课程思政教学设计】

以闫安军无偿献血、投身公益和志愿服务的事迹为例进行课程思政教学设计,旨在培养医学生敬佑生命、甘于奉献的人格修养。通过介绍无偿献血的基本知识和相关政策法规,医学生可了解无偿献血对医疗体系稳定运行的重要作用。闫安军的事迹展现了一位普通却又不平凡的爱心人士在十几年间坚持无偿献血、传递爱心的美好品格。本案例将人道主义精神、社会责任感与公民意识有机结合,引导医学生树立社会主义核心价值观,激发他们甘于奉献和参与公益事业的热情,从而增强他们的社会责任感。

近年来,随着医疗技术的发展和人口老龄化加剧,诊疗人数、住院人数及手术人次持续上升,临床对血液的需求量显著增加,尤其是在急诊、手术和重大疾病治疗中,安全、充足的血液供应至关重要。目前,我国的血液供需仍然处于“紧平衡”状态。根据 WHO 的推荐标准,只有一个国家的人口献血率达到 1%~3% 的水平,才能基本满足本国临床用血需求。2021 年,我国献血率首次突破 1.2%,虽然较之前有了很大进步,但是距离 WHO 推荐的献血率还有一定差距,用于临床输血的血源仍较为紧缺。因此,公众的无偿献血就显得尤为可贵。无偿献血不仅是公共健康的保障,也是传递人道关怀和敬佑生命的体现,是无私奉献、救死扶伤的崇高行为。

山西吕梁的一位普通市民就是自发地做着这样上善若水、大爱无疆的奉献。他叫闫安军,是个“80 后”,20 岁时第一次被街边的献血宣传所感染,主动加入了无偿献血的行列。十几年来,闫安军累计无偿献血达 90 次,献血总量 30 820ml。其中,献全血 5 200ml,相当于一个成年人的血液总量。与全血相比,成分输血不仅对患者针对性强,可以减少不必要的血液浪费,提高治疗效率,还可以减少输血不良反应,提高输血安全性。当闫安军了解到这些知识后,还加入了献血小板的行列。他前后总共献血小板 128 个单位治疗量,远超一个人的血小板总量。他捐献的血液足以让 140 余人得到救治。难能可贵的是,为保证血液质量达标,他常年保持着健康规律的生活习惯,包括坚持长跑等有氧运动。每一次的献血都让他体会到了为他人奉献的快乐,献血已经成为他生活的一部分并成为指引其追求人生价值的重要动力。

不仅自己身体力行,闫安军还践行薪火相传、聚沙成塔的理念,积极宣传无偿献血,传递着凝聚社会的正能量。在他的带动下,身边的众多亲朋好友也纷纷加入了无偿献血的行列。现在,他的爱人也成为了一名光荣的无偿献血志愿者。2022 年 3 月 25 日,闫安军被吕梁市红十字会聘请为山西省红十字吕梁市无偿献血志愿服务队队长,成为当地最坚定的献血宣传者,将拯救生命的光和热源源不断地传递给大众。他的事迹登上了中国红十字会的网站,并多次荣获“全国无偿献血奉献奖”金奖和银奖。

通过闫安军案例的学习,医学生可认识到无偿献血作为我国医疗体系平稳运行的重要支柱,确保了血液供应的安全性和可持续性。无偿献血不仅是挽救生命的公益行为,更是社会责任和奉献精神的具体体现。通过无偿献血,个体和社会共同践行了对生命的尊重,为构建和谐美好社会作出了重要贡献。

【融入的思政元素】

1. **人格修养**:敬佑生命、甘于奉献。
2. **家国情怀**:勇于担当、社会责任感。

参考文献

张娟娟. 闫安军:17 年无偿献血 30 820 毫升［N/OL］。吕梁日报,2022-06-14［2022-06-14］.http://www.sxllnews.cn/xyllrb/pc/con/202206/14/c120989.html.

(沈 啸)

第四节 血液循环:王建安院士"心"的杭州方案

【教学内容】

人体心脏有四个瓣膜。当心脏搏动时,四个瓣膜有序开闭以保证血液的单向流动。瓣膜出现问题会导致心脏做功增加,对心脏造成额外的负担,严重者心脏每搏输出量降低,引起全身性供血不足。心脏瓣膜病是由多种原因引起的心脏瓣膜狭窄和/或反流所致的心脏病,症状有轻有重,包括胸痛、心悸、眩晕、疲劳、运动时气短和下肢水肿等。心脏瓣膜由三层结缔组织构成,即纤维层、海绵层和动脉瓣的心室层或房室瓣的心房层。纤维层由纤维胶原(Ⅰ型和Ⅲ型)组成,为瓣膜提供刚性硬度。动脉瓣的心室层和房室瓣的心房层主要由放射状的弹性纤维组成,这些纤维有助于瓣膜的伸缩运动。

【课程思政教学设计】

以讲述浙江大学医学院王建安院士及其团队诊治心脏瓣膜病的事迹为例进行课程思政教学设计,旨在引导医学生在案例中感悟人格修养、国际视野和求是创新精神。在人格修养层面,王建安等专家展现了高尚的医者品格和社会责任感。面对我国心脏瓣膜病领域的"卡脖子"问题,他们以临床需求为核心,几十年如一日致力于技术攻关和理论创新。他们克服重重困难,以患者为中心,致力于提升治疗效果和安全性,体现了勇于担当和无私奉献的精神。在国际视野层面,团队对标国际最高水平,将创新技术与国际标准接轨,为我国在心脏瓣膜病诊治领域赢得了重要的国际影响力。在求是创新层面,团队从实际临床需求出发,针对心脏瓣膜严重钙化、变形等复杂问题,研发了具有针对性的技术,不仅为提升国际瓣膜病的治疗水平提供了重要支撑,也强调了在科研实践中求真务实的重要性。

过去50年,世界范围内的瓣膜性心脏病(VHD)流行率变化较大。在发展中国家,风湿性心脏病仍是主要问题,而发达国家则面临更多退化性病变导致的膜性心脏病。2006年,美国一项研究报道成人的瓣膜性心脏病患病率为2.5%;75岁以上老年人发病率高达13.3%。2021年发表的针对我国的一项调查中,国内35岁以上人口心脏瓣膜病患病率为3.8%,随着年龄增长逐渐增加,75岁以上老年人发病率高达15.9%,严重影响我国老年人口的生活质量。尽管近些年来风湿性心脏病的患病率已有所下降,退行性瓣膜心脏病的患病率显著上升,但前者仍居瓣膜病病因的首位。其中,主动脉瓣反流、二尖瓣反流是最常见的瓣膜功能障碍。一旦出现症状,预后极差。以主动脉瓣狭窄为例,出现症状患者2年死亡率高达50%,远高于一般的恶性肿瘤。经导管心脏瓣膜病介入治疗是近年来心血管诊治领域的突破性进展。由于国内人群与国外人群存在显著的解剖结构差异,亟须适配我国人群的技术体系和器械产品,因此需要具有强烈社会责任感、勇于担当、科学创新的医学科学家担当这一使命。

浙江大学医学院附属第二医院王建安院士及其团队历经几十年,围绕心脏瓣膜病的诊治,以临床医生为核心,从器械研发、技术创新、临床研究、大样本临床调查、机制探索等各方面进行全方位研究,建立起全链条式解决方案,取得了一系列原创性成果。

在器械上,针对我国瓣膜领域的"卡脖子"问题,王建安院士的团队研发了一系列经导管人工瓣膜,包括我国新一代具有完全自主知识产权的可以精准释放、精准定位的瓣膜系统,大幅度提高了器械在治疗复杂病例中的安全性。

在技术上,对于瓣膜严重钙化和变形(如二叶式畸形)的患者,现有介入术式操作难度大、并发症发生率高,被欧美列为相对禁忌证。团队通过研究14万例中国人影像及上千例瓣膜病队列数据,发现传统介入方案易导致传导阻滞、脑卒中甚至死亡等严重并发症。基于此,团队发明了基于球囊成形的多模态影像评估技术,进而创建了基于瓣环上结构的瓣膜置换理论及术中脑保护策略(简称"杭州方案")。王建安院士带领团队所治疗的中高危患者年死亡风险相比国际队列下降38%~55%,为提高瓣膜病介入疗效和安全性作出了重大贡献。

在理论上,通过系列基础科学研究,阐明瓣膜疾病关键发病机制,涵盖二叶式畸形致病基因新突变的重要病理生理机制、瓣膜钙化过程中发挥关键作用的靶点,为心脏瓣膜病的防治开拓了全新方向。例如,以国家药品监督管理局2020年批准的新一代自膨胀瓣膜为代表的新型人工瓣膜,该瓣膜可在术中被重复释放及精准定位,与传统瓣膜及国际新一代主流产品相比,针对中高危患者可分别降低严重传导阻滞发生率48%及44%,占据国内同类产品市场份额的65%以上,引领了心脏瓣膜介入产品的创新研发(图4-1)。此外,团队开展了国内首个经股静脉缘对缘修复器械、创新型防瓣周漏设计球囊扩张式瓣膜、国内首个经导管主动脉瓣钙化冲击波治疗装置等一系列经血管植入器械的研发。

在社会效应上,王建安主持或作为核心成员制定我国该领域系列专家共识与标准,带领团队现场指导全国26个省份85家医学中心,以及欧洲、南美洲部分国家和亚太地区部分国家的7大

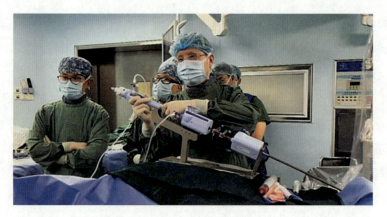

图 4-1　王建安院士带领的心脏瓣膜团队在手术中

中心开展手术,其创新的产学研医模式受邀在《新英格兰医学杂志》Catalyst 栏目上分享经验。王建安院士为我国心脏瓣膜病的治疗量身定制了一系列策略,使得该领域的研究迈上了一条康庄大道。

从临床发现问题,到提出解决方案,再到取得突破性成果,王建安院士及其团队的事迹展现了医学科学家心系患者、救死扶伤的高尚品德,以及在科研求索之路上不懈奋斗、持之以恒的创新精神。通过本案例,医学生可深切体悟到任何成功都需要脚踏实地、迎难而上,立足社会需求,追求学以致用。同时,在批判思考的基础上,医学生应善于把基础医学知识与临床实践相结合,以创新推动解决实际问题,激励他们以敬佑生命、造福社会为己任,勇于承担时代赋予的使命。

⊙【融入的思政元素】

1. 人格修养:敬佑生命、仁心仁术、救死扶伤。
2. 国际视野:国际合作、人类命运共同体。
3. 求是创新:科学创新。

⊙ 参考文献

[1] Nkomo V T, Gardin J M, Skelton T N, et al. Burden of valvular heart diseases: a population-based study. Lancet, 2006, 368(9540): 1005-1011.

[2] Yang Y, Wang Z, Chen Z, et al. Current status and etiology of valvular heart disease in China: a population-based survey. BMC Cardiovasc Disord, 2021, 21(1): 339.

[3] Otto C M, Prendergast B. Aortic-valve stenosis—from patients at risk to severe valve obstruction. N Engl J Med, 2014, 371(8): 744-756.

(沈　啸)

第五节 神经系统的功能:段树民院士推动建立"中国人脑库"

➲【教学内容】

神经系统是人体最重要的调节系统,由中枢神经系统和周围神经系统两部分构成。神经系统的调节包括对机体内外环境的变化进行感觉和分析,并通过其传出信息的变化调控整个机体以应对这些变化的过程,分为信息接收(感觉)、处理(分析)和输出(运动调控)三个阶段。人类的神经系统最为发达,不仅能对躯体和内脏进行感觉分析和运动调控,还能对语言、艺术、科学等复杂抽象信息进行学习、记忆、思考和判断,还能产生心理、情绪以及进行创造性活动等复杂行为。这些更为复杂或独特的高级功能,为人类的生存、繁衍和其他生命活动创造了更为丰富和舒适的物质和精神环境。

➲【课程思政教学设计】

以讲述浙江大学医学院段树民院士及其团队推动神经科学研究发展的事迹为例进行课程思政教学设计,旨在让医学生感悟家国情怀和求是创新精神。在家国情怀层面,讲述段树民海外学成归国后,致力于推动国内神经科学的发展和建设,建立了"中国人脑库",使医学生认识到应当在人民和社会最需要的地方实现自我价值,肩负起新时代青年在社会发展、国家建设、民族复兴的伟大事业中的责任。在求是创新层面,讲述段树民在神经科学领域基础研究取得的成就,以及他在临床疾病的诊治进展中作出的贡献,不仅激发医学生对科研的强烈兴趣和求知欲,而且可以从中感悟科学家的理想信念,鼓励学生在今后的学习与研究中不畏艰难、勇于担当,学会运用创新思维,提出新方法、新理论,推动科学进步。

神经科学和脑科学研究作为世界科学研究前沿和战略制高点之一,已受到越来越多国家的重视。这一领域的发展一方面在逐步揭示脑的工作基础和原理,另一方面也能够帮助人类攻克阿尔茨海默病、帕金森病、抑郁症、精神分裂症和癫痫等严重影响人类健康的脑疾病。在西方发达国家纷纷启动脑科学计划、力争实现关键技术突破之时,国内的神经科学和脑科学研究迎来了新的机遇和挑战。

我国著名神经生物学家、中国科学院院士、浙江大学医学院段树民教授出生在安徽蒙城一个普通的工人家庭,经历过下乡务农的艰苦生活。1977 年恢复高考的第一年,段树民考入了大学。他在大学里不分昼夜、刻苦学习,连周末和假期都不放松,许多人都调侃他是"不知疲倦的学习机器"。正是这种坚韧不拔的精神,为他日后的职业生涯奠定了扎实的基础。本科毕业后,段树民前往日本九州大学攻读博士学位,后又在美国夏威夷大学和加利福尼亚大学旧金山分校从事博士后研究。尽管国外科研环境优越,在国际一流实验室中经过沉淀和磨砺,段树民毅然选择了回国,将自己的研究成果和积累投入到祖国的医学基础研究中。他表示,中国科研环境的变化和文化认同感是他回国的重要原因。

2000年初回国后,段树民专注于胶质细胞在神经信息处理中的研究工作。胶质细胞长期以来被认为是神经元的"辅助者",段树民敏锐地意识到胶质细胞可能承担着更为重要的角色,因而率领团队经过深入探索和研究,终于首次揭示了胶质细胞的突触具有与学习和记忆相关的可塑性,为神经科学发展作出了重大贡献。科学研究应该注重实际应用价值,段树民多次强调基础研究不应急功近利,而是要通过严谨和耐心的积累,最终转化为对社会和人类有意义的成果(图4-2)。他的这种理念在胶质细胞等基础领域的研究中体现得淋漓尽致。

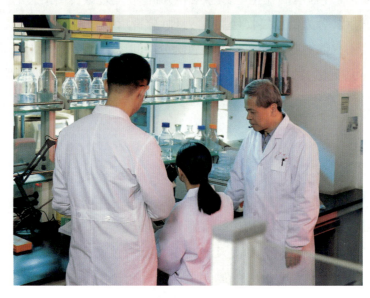

图 4-2 段树民院士指导学生实验

除了潜心科研外,段树民把目光投向了更长远的构想。为解决我国人脑研究标本匮乏和复杂神经精神疾病无法得到病理确诊的问题,他于2012年全国两会期间提议在条件成熟的地区由政府资助,尽快建立"中国人脑库"基地,利用死亡后的人脑标本开展相关神经科学研究,以提高对神经精神疾病的诊治水平。为了实现这个目标,他始终不遗余力地奔走游说,争取各方资源,在全国各地开展多个讲座,普及脑科学的重要性。为了筹集人脑库的样本,他多次不惜长途跋涉前往捐赠者家庭,耐心地为他们讲解捐赠的意义,答疑解惑。2013年,他主持发起的浙江大学医学院中国人脑库付诸实践,现已接收数百例捐献的人脑样本,并全面接受全国科研工作者使用脑组织的申请。段树民曾语重心长地说,人脑库不仅是科学研究的基础,更是带给我国未来神经科学工作者最有价值的"礼物"。在他的不懈坚持和不断努力下,"中国人脑库"已逐步扩展成为一个国际化平台,帮助许多科研人员对各类神经精神疾病进行深入研究。

段树民院士及其团队的研究不仅取得了瞩目的学术成就,更与社会的需求紧密结合。他始终致力于推动神经科学的进步和发展,用行动诠释理想信念,勇于担当,开拓创新。这个案例启发医学生要始终保持严谨求实的态度、科学创新的精神和对人类身心健康事业的深切关怀。

➲ 【融入的思政元素】

1. 家国情怀：理想信念、勇于担当、社会责任感。
2. 求是创新：严谨求实、科学创新。

➲ 参考文献

［1］一心科研淡名利,脚踏实地勇创新——访浙江大学医学部主任段树民院士［EB/OL］.（2014-05-09）［2024-09-14］.http://xfjs.zju.edu.cn/redir.php? catalog_id=8&object_id=311.

［2］司晋丽.科学家的执着与担当［EB/OL］.（2014-08-26）［2024-09-14］.https://www.rmzxw.com.cn/c/2014-08-26/368119.shtml.

［3］廉维亮.强健"中国脑"——对话全国政协委员、中国科学院院士段树民　探寻脑科学与人工智能［EB/OL］.（2019-03-11）［2024-09-14］.https://www.rmzxw.com.cn/c/2019-03-11/2308370.shtml.

（王露曦）

第五章
病原生物学课程思政案例

　　病原生物学是基础医学和临床医学专业的重要基础课程之一,其内容包括医学微生物学和人体寄生虫学的基本理论、基本知识和基本技能。病原生物学是主要研究与医学有关的病原微生物和寄生虫的形态、生物学特性、致病性、免疫性、特异性诊断及其相关疾病的流行和防治的一门学科。通过本课程学习,医学生能够掌握医学微生物学和医学寄生虫学的基础知识,为进一步学习基础医学、临床医学有关课程,尤其是学习微生物和寄生虫所致疾病的诊断、预防及治疗奠定基础。

第一节　绪论:中国预防医学先驱伍连德博士

◉【教学内容】

　　微生物是存在于自然界的一类体形微小、结构简单,必须借助显微镜才能观察到的生物。微生物包括真核细胞型微生物、原核细胞型微生物、非细胞型微生物。医学微生物学的发展经历了经验时期、实验时期和现代时期三个阶段。列文虎克发明显微镜后,人们开始看到"微小生物"。巴斯德的研究,开启了微生物的生理学时代。科赫(Koch)建立了鉴定病原微生物的 Koch 法则,弗莱明发现了青霉素,这些重大事件都推进了微生物学的发展。我国学者在微生物研究中同样作出了重大贡献。例如,伍连德博士开创了我国微生物学和预防医学的研究,黄祯祥创建了病毒体外培养基础,谢少文建立了立克次体的分离培养技术,汤飞凡首次分离鉴定出沙眼衣原体,等等。

◉【课程思政教学设计】

　　以讲授医学微生物学发展简史为例,通过讲述伍连德博士抗击鼠疫等案例进行课程思政教学设计。在人格修养层面,伍连德面对凶险的疫情勇敢地挺身而出,成功抗击了鼠疫,并推动了公共卫生事业的发展,挽救了无数生命,体现了他敬佑生命、大爱无疆的高尚品格。在家国情怀层面,面对迅速蔓延的鼠疫疫情,伍连德临危受命,在社会动荡、科研条件艰苦的条件下迎难而上,奋不顾身,展现了他勇于担当的社会责任感。在求是创新层面,伍连德通过细心观察和不懈努力,成功确定了鼠疫的病原体,发明并推广使用棉纱口罩,并采取了一系列创新性防控措施,为中国微生物学和预防医学的发展奠定了基础。

20世纪初期,中国正处于巨大的社会变革之中。伍连德博士凭借其出色的科学才华和坚定的探索精神,逐步将微生物学这一新兴学科引入中国。他开创的研究方向,特别是在传染病病原体研究、疫苗研发以及微生物学基础理论研究方面,都具有极其重要的历史意义。

1910年正值清末民初的动荡时期,突然暴发的鼠疫在东北地区迅速蔓延,造成了大量人员死亡,形势十分危急。面对这一挑战,年仅31岁的伍连德博士被任命为总医官,负责领导鼠疫防控工作。尽管经验相对有限,但他凭借在英国接受的医学教育和坚定的信念,毅然接受这一艰巨任务。经过细心观察和不懈的溯源分析,他确认鼠疫是由鼠疫杆菌引起的,并深入研究其传播途径和感染机制。为了有效控制疫情,伍连德提出一系列先进的防控措施,包括隔离患者、消毒和公共卫生教育等。其中,他发明并推广使用棉纱口罩的做法有效降低了鼠疫的感染率。为了防止疫病扩散,他决定对死者遗体进行焚烧处理。尽管这一措施在当时引起了巨大争议,但事实证明该措施是必要且有效的。除鼠疫研究外,伍连德还关注其他传染病如霍乱的防控,积极倡导和推行在鼠疫防控中使用的类似措施,并积极主张改善卫生条件和供水系统。通过他的不懈努力,不仅成功控制了鼠疫和霍乱等传染病的蔓延,还为后续开展公共卫生工作奠定了坚实的基础。

伍连德在细菌分类和病原体鉴定方面作出了重要贡献。他不仅完善了细菌分类系统,还推动对病原体的准确识别,从而为微生物学的基础理论发展奠定坚实的基础。此外,伍连德还深入探讨病原体的感染机制,揭示病原体与宿主之间的相互作用,这些研究成果为理解疾病的传播和发展提供重要的理论支持。伍连德推动创建了中国首个专门从事微生物学研究的机构,不仅促进了微生物学研究的深入发展,还成为国内外学术交流的重要平台。同时,伍连德也致力于科研设施的建设与完善,为微生物学研究提供先进的实验设备和技术支持,这些努力显著提升了中国在微生物学研究领域的国际竞争力。

在公共卫生领域,伍连德通过流行病学研究分析传染病的流行特点和传播模式,并提出有效的防控策略,如隔离措施和公共卫生干预,这些策略对中国及其他地区的传染病控制产生了深远影响。同时,伍连德也积极推广疫苗的接种,大幅降低传染病的发病率,显著提升公众健康水平。在公共卫生政策的制定上,他推动相关卫生法规的制定和实施,促使政府采纳更为科学和有效的公共卫生政策,从而改善整体的公共卫生环境。此外,伍连德还非常重视公共卫生教育,他通过多种渠道普及卫生知识,提高公众对疾病预防的认知,倡导科学的卫生习惯。

伍连德对全球公共卫生事业也有着不可磨灭的贡献。他积极参与国际科学会议和合作项目,通过分享他的研究成果和防控经验,不仅提升了全球对传染病防控的重视,还促进了国际合作与知识共享,从而推动了全球公共卫生的进步。同时,其研究成果和防控策略被国际组织采纳,对全球公共卫生政策和实践产生了重要影响。

伍连德因其杰出的科学成就获得了多项国际荣誉,包括英国皇家医学学会会员等,也是首位被提名诺贝尔奖候选人的华人。这些荣誉不仅彰显了他的科学贡献,也提升了中国在国际科学界的地位。同时,他在国际科学界的声誉和影响力促进了中国科学家与国际同行的深入合作,他的工作被全球广泛引用和认可,为推动全球科学知识的进步作出了重要贡献。

通过伍连德博士的一系列历史事迹,医学生可以领略到医学前辈在国家面临困难时展现的大爱无疆的人格修养、勇挑重担的责任担当,以及为了国家健康事业而奋不顾身的家国情怀,以及求是创新的科学素养。伍连德博士的事迹激励医学生在面对未来的挑战时,勇于探索、追求真理,将个人的职业发展与国家和社会的健康紧密结合,为人类的福祉贡献自己的力量。

❯【融入的思政元素】

1. **人格修养:敬佑生命、大爱无疆。**
2. **家国情怀:勇于担当、社会责任感。**
3. **求是创新:严谨求实、科学创新。**

❯ 参考文献

[1] 洪峰.浴火危城——伍连德博士抗击1910鼠疫记事[J].艺术研究:哈尔滨师范大学艺术学报,2022(02):175.

[2] 钟保琳.伍连德对中国现代医学教育的贡献和启示[J].医学教育研究与实践,2024,32(04):363-367.

[3] 任毅,张玲.伍连德公共卫生思想研究[J].南京医科大学学报(社会科学版),2024(4):382-386.

[4] 孙大光.与诺贝尔奖"擦肩而过"的中国人——记中国现代防疫事业的先驱伍连德博士[J].侨园,2022(12):29-31.

(潘冬立)

第二节　霍乱弧菌:霍乱防控的定海神针——高守一院士

❯【教学内容】

弧菌属(*Vibrio*)细菌是一群菌体细小,一端具有单鞭毛的革兰氏阴性菌,因菌体弯曲成弧形而得名。弧菌属细菌广泛分布于自然界,以淡水和海水中居多,迄今发现至少有12种弧菌属细菌可感染人体,其中霍乱弧菌、副溶血性弧菌为常见致病菌。霍乱弧菌(*V. cholerae*)是引起烈性传染病——霍乱的病原菌,根据O抗原不同霍乱弧菌分为200多个血清群,其中O1群又分为古典生物型和El Tor生物型。自1817年以来,全球已发生过7次世界性霍乱大流行,前6次均由古典生物型霍乱弧菌引起,1961年开始的第7次大流行由霍乱弧菌El Tor生物型引起。

❯【课程思政教学设计】

以霍乱弧菌的知识点为例,通过讲述中国工程院院士、细菌学与霍乱防控专家高守一教授对我国霍乱防控的贡献进行课程思政教学设计。在家国情怀层面,高守一不负祖国重托,刻苦钻研。在国内霍乱暴发时,他始终把人民群众的健康放在首位,不顾个人安危,坚守在抗疫第一线。

这种无私奉献的精神,激发医学生树立胸怀祖国、服务人民的意识,增强勇于担当的社会责任感和职业使命感。在求是创新层面,高守一在霍乱防控方面的研究为医学生树立了良好的榜样,激励医学生在未来的学习与研究中严谨求实、科学创新。

霍乱是消化道烈性传染病,人类是霍乱弧菌的唯一易感者。感染者可从无症状或轻度腹泻到严重的致死性腹泻。如未经治疗,患者死亡率可高达 60%,若及时处置,死亡率可小于 1%。迄今为止,全球已暴发过七次霍乱,其中六次发生在 19 世纪。因此,霍乱常被称为"19 世纪的世界病"。1961 年,第七次霍乱大流行自印度尼西亚向周边地区扩散,波及了 140 多个国家。据 WHO 2023 年统计估算,目前全球每年约有 290 万例霍乱病例,约 9.5 万人死亡。

在我国的传染病分类中,霍乱和鼠疫并列为甲类传染病,民间俗称"2 号病"。1820 年至 1948 年,我国发生大小霍乱疫情近百次,霍乱肆虐之地,民不聊生。仅 1939 年至 1947 年,全国霍乱发病人数达 81 510 人,死亡 11 762 人。新中国成立后,党和政府高度重视抗疫斗争,建立了较为完善的抗疫体系,抗疫斗争取得了显著成绩。据国家疾病预防控制局对法定传染病报告的统计,2023 年我国霍乱的发病数为 29 例,死亡 0 例。我国的霍乱防控能够取得如此显著的成就,中国工程院院士高守一功不可没,他被誉为"我国霍乱防控第一人"。

高守一 1950 年从中国医科大学毕业后留校任教。他大胆设想、潜心试验,成功设计出经济、简便的菌种冷冻干燥装置,解决了多年来长期保存菌种的问题,为当时东北防疫和反细菌战作出了重要贡献。1954 年,高守一调入卫生部流行病学研究所,开始霍乱的研究工作。1959 年,受国家选派,高守一赴当时全球霍乱防治研究的著名机构——印度加尔各答全印卫生与公共保健研究所进行学术交流。在印度交流的一年多时间里,高守一分秒必争,或查阅资料、或考察疫区、或实验研究,勤勤恳恳、不知疲倦。苦心人,天不负,高守一的研究取得了重大发现:El Tor 生物型弧菌对第Ⅳ组噬菌体不敏感,而古典型霍乱弧菌菌株全部敏感,由此他提出用第Ⅳ组噬菌体来鉴别古典型与 El Tor 生物型霍乱弧菌。该方法被称为当时霍乱弧菌噬菌体研究中最重要的成果,后被视为区分上述两型霍乱弧菌的经典方法,广泛用于霍乱的防治。

高守一圆满完成交流任务归国后一年,印度尼西亚暴发霍乱,疫情迅速蔓延,引发第七次霍乱世界大流行,至少有 350 万人感染。同年,我国广东等沿海地区和个别内陆省份陆续出现霍乱。高守一临危受命,深入疫区调查研究,并用上述方法确认我国疫情的病原为 El Tor 生物型霍乱弧菌,这也是全球首次证实第七次霍乱世界大流行的病原为该型,而非引起前六次霍乱世界大流行的古典型。这一发现大大提高了我国的防疫效率,也为全球霍乱防控作出了重要贡献。高守一带领同事不舍昼夜,从广东到新疆,再到天津,他奔波于各个疫区,与时间赛跑。他始终牢记党和人民的重托,把人民群众生命安全和身体健康放在第一位,坚守、奋战在疫情防控斗争第一线。1965 年,在党和政府、医学工作者和广大人民群众的共同努力下,全国疫情基本得到控制。

为了更高效地分离鉴定菌株,高守一又潜心研究多年,首创了霍乱的选择培养基——庆大霉素琼脂培养基,相比之前沿用的碱性琼脂培养基,更快速、敏感,选择性更强,大大提高了霍乱弧菌的检出率。

高守一院士将毕生精力奉献给了祖国的传染病防控事业。他治学严谨,强调调查研究必须深入现场,实验结果必须经过多重验证,科研论文必须字斟句酌、反复推敲。这样的态度不仅反映了他对科学的尊重,也为后辈学者树立了榜样。高守一求是创新,勇于担当,当面对困难和挑战时,创造性思考、开拓性实践、潜心研究,最终破解众多传染病防控难题。这种精神不仅体现了他对科学的执着追求,也为我国的公共卫生事业作出了重要贡献。

◉【融入的思政元素】

1. **家国情怀:勇于担当、社会责任感。**
2. **求是创新:严谨求实、科学创新。**

◉ 参考文献

［1］世界卫生组织.霍乱-全球形势［EB/OL］.（2023-02-11）［2024-09-01］.https://www.who.int/zh/emergencies/disease-outbreak-news/item/2023-DON437.

［2］王育民,薛文华,姜念东.中国国情概览［M］.长春:吉林人民出版社,1991.

［3］2023年全国法定传染病疫情概况［EB/OL］.（2024-09-18）［2024-10-22］.https://www.ndcpa.gov.cn/jbkzzx/c100016/common/content/content_1836299733133275136.html.

［4］青宁生.霍乱斗士高守一［J］.微生物学报,2021,61（11）:3757-3758.

（李立伟）

第三节　衣原体:衣原体之父汤飞凡教授

◉【教学内容】

衣原体（*Chlamydia spp.*）是一类严格真核细胞内寄生、有独特的发育周期、能通过常用滤菌器的原核细胞型微生物。以往被认为是病毒,后发现其基本生物学性状与革兰氏阴性菌相似,现将其归属于广义的细菌学范畴。衣原体广泛寄生于人类、哺乳动物和禽类,仅少数种类可引起人类疾病。根据抗原结构、DNA同源性、包涵体性质、对磺胺类药物的敏感性等差异,将衣原体分为四个种,即沙眼衣原体（*C.trachomatis*）、肺炎衣原体（*C.pneumoniae*）、鹦鹉热衣原体（*C.psittaci*）和兽类衣原体（*C.pecorum*）。感染人类可引起沙眼、结膜炎、非淋菌性尿道炎、性病淋巴肉芽肿和肺炎、鹦鹉热等呼吸道感染性疾病。

◉【课程思政教学设计】

以衣原体知识点的讲授为例,通过讲述我国著名微生物学家汤飞凡教授发现并确认引起沙眼的病原体——沙眼衣原体的历程进行课程思政教学设计。在家国情怀和人格修养层面,汤飞凡为拯救和缓解国内沙眼患者疾苦,放弃国外优厚条件毅然回国开展研究。为获得临床资料,他将"沙眼病毒"注入自己眼中,以身试毒。该案例引导学生学习汤飞凡勇往直前、胸怀天下的献身精神,并树立勇于担当的职业和社会责任感。在求是创新层面,汤飞凡敢于质疑、勇于探索,他的研究推翻了国际上延续70余年的"沙眼病原为杆菌"的主流学说。通过本案例,医学生能够从汤飞凡教授的事迹中汲取力量,激励他们在今后的医学事业中敢于挑战权威、严谨求实,努力为国家和人民的健康事业贡献自己的智慧与力量。

沙眼是由沙眼衣原体引起的传染性结膜角膜炎,由于沙眼衣原体侵袭眼结膜上皮细胞,在其中增殖并在细胞质内形成包涵体,因而患者睑结膜表面粗糙不平,状似沙砾。患病早期,患者的结膜有炎性细胞浸润,如乳头肥大、滤泡增生;后期睑结膜形成瘢痕、眼睑内翻、倒睫、角膜血管翳引起角膜损害,严重影响视力甚至导致失明。沙眼衣原体是目前致盲的首位病原体,据WHO统计,截至2024年,沙眼在38个国家仍是重要的公共卫生问题,造成约190万人失明或视力损害,其导致的失明患者占全球盲症患者总数的1.4%。新中国成立前,人们用"十眼九沙"来形容沙眼在我国的流行情况,当时国内沙眼流行范围广,全国发病率为55%,致盲率5%,边远农村患病率高达80%~90%。

国际上关于沙眼病原体的研究始于19世纪末,当时有"细菌病原"和"病毒病原"两种假说,两种学说之争持续了70余年。汤飞凡教授是我国最早进行病毒学研究的学者。1925—1928年,他在哈佛医学院细菌学系进修期间用火胶棉研制成功了能够测定病毒和多种物质相对大小的滤膜,为后续研究奠定了良好基础。1929年,汤飞凡拒绝了哈佛医学院优厚的生活和研究条件,怀着一颗赤子之心毅然回到祖国。回国后,他目睹了无数患者饱受沙眼疾苦。他笃信"科学家的勇气和责任,就是应该知难而进,为人类解决最迫切的问题",因此同年便正式开始了沙眼病原的研究。1929年,他利用细菌分离纯化和自身感染等实验,推翻了以日本学者野口英世为代表的沙眼细菌病原学说,并受邀到英国进行国际合作研究,获得了国际认可。由于抗日战争和内战的爆发,后续研究工作被迫中断。

新中国成立初期,经济恢复、时局稳定,汤飞凡中断了二十余年的沙眼病原研究得以恢复。1954年,他利用当时各种技术手段,对数百例典型病例样本进行病毒分离试验,却始终未获成功。汤飞凡意识到科学研究不能固守成规,必须要另辟蹊径,走自己的路。他查阅了大量资料,创造性地将研究立克次体常用的卵黄囊接种方法用于分离沙眼的病原体,并用链霉素和青霉素作抑菌剂,当进行到第8次试验时,终于成功分离出了病原体,命名为TE8(T,*Trachoma*;E,egg;8,8次试验),国际上许多实验室也将该病原体称为汤氏病毒(Tang's virus)。1973年,国际微生物学分类系统将沙眼"病毒"从病毒中移出另立衣原体目,沙眼"病毒"正式更名为沙眼衣原体(*Chlamydia trachomatis*)。汤飞凡成为世界上发现沙眼衣原体的第一人,因此被称为"衣原体之父",他的伟大发现结束了国际上关于沙眼病原70余年的争论。

汤飞凡遵循Koch法则,将分离出的沙眼"病毒"接种动物,证实了其致病性,用同样分离方法从动物眼中获得病原体,并在体外获得病原体的纯培养。1957年,汤飞凡为了获得进一步的临床证据,将沙眼"病毒"注入自己眼中,以身试毒,直至40天后证实了所分离培养的沙眼"病毒"的致病性,才进行治疗。

由于汤飞凡伟大的科学贡献,我国的沙眼防治工作取得了突飞猛进的发展。1978年,我国沙眼得到了全面有效的防控。2014年,经过WHO认证,我国全面消除了致盲性沙眼。

汤飞凡教授的一生秉承和践行了科学创新精神。在战火纷飞、国家危难之际,他义无反顾地回国,源于深爱祖国的赤子之心;在充满挑战的科研道路上,他坚韧不拔、严谨求实;在验证沙眼衣原体致病性时,他无私奉献,不惜以身试毒。汤飞凡爱国敬业精神和伟大贡献永远值得我们铭记。

➡ 【融入的思政元素】

1. **人格修养**:甘于奉献、仁心仁术。
2. **家国情怀**:爱国敬业、勇于担当、社会责任感。
3. **求是创新**:挑战权威、严谨求实、科学创新。

➡ 参考文献

[1] 管辉.中国疫苗之父:汤飞凡[J].中国档案,2020(5):86-87.

[2] 金秀英.沙眼衣原体的研究历程及进展[J].眼科,2006(3):145-150.

[3] 世界卫生组织.沙眼[EB/OL].(2024-10-21)[2024-11-25].https://www.who.int/zh/news-room/fact-sheets/detail/trachoma.

(李立伟)

第四节 呼吸道病毒:抗击SARS的无双国士钟南山院士

➡ 【教学内容】

呼吸道病毒是指一大类以呼吸道为侵入门户,在呼吸道黏膜上皮细胞中增殖,可引起呼吸道局部感染的不同种属病毒。呼吸道病毒的种类较多,包括冠状病毒科、正黏病毒科、副黏病毒科、肺病毒科等多种病毒。冠状病毒是有包膜的单正链RNA病毒。严重急性呼吸综合征(SARS),又称传染性非典型肺炎(简称非典),是由SARS冠状病毒(SARS-CoV)引起,人群普遍易感。SARS的主要临床表现是发热和呼吸道症状,严重者肺部病变进展很快,出现进行性呼吸窘迫、呼吸衰竭和休克等,病死率极高。

➡ 【课程思政教学设计】

以冠状病毒知识点的讲授为例,通过讲述"非典"疫情中钟南山院士抗击疫情的案例进行课程思政教学设计。在人格修养层面,以钟南山为代表的医务人员在疫情中不畏艰苦,恪尽职守,成功阻止了疫情蔓延,挽救了无数生命,体现了医务人员大爱无疆、救死扶伤、甘于奉献的高尚品格。在家国情怀层面，以钟南山为代表的医务人员敢于担当、临危救难，为我国抗击"非典"疫情作出了重要贡献。在求是创新方面，钟南山院士团队严谨求实，谨慎解读实验结果，确定了冠状病毒是"非典"疫情的病原体。这种科学态度和创新精神，为后续的疫情防控提供了重要基础。

2003年春，中国突遭"非典"疫情的侵袭，给社会带来了巨大的冲击。在党中央的坚强领导下，一场勠力同心的人民抗疫战争打响了。在这个历史性的时刻，以钟南山院士为代表的医护工作者群体展现了非凡的勇气和责任感。

钟南山院士是"共和国勋章"获得者、我国呼吸病研究领域的领军人物。此前，在"非典"疫情之初，因病毒传染性强、感染症状严重，广州数家接纳"非典"患者的医院已不堪重负。临危之际，钟南山院士挺身而出："把重症患者都送到我这里来！"钟南山院士领导的广州市呼吸疾病研究所成了"非典"救治的技术核心与攻坚重地，在除夕夜建立的隔离病房，短短几天就迅速接收了21名危重患者。在他的指挥下，呼吸疾病研究所率先摸索出一套有效的防治"非典"的方案，这一方案被WHO认为对全世界抗击"非典"有指导意义，后来成为通用的救治方案。

在疫情暴发之初，"非典"的致病原因尚未明确，患者表现为持续高热、干咳，肺部经X线透视呈现"白肺"，使用各种抗生素却毫不见效，且院内传染严重，许多救治过患者的医务人员也感染发病，症状与患者相同，一时间人心惶惶。2003年2月18日，国家疾病预防控制中心发出消息，在广东送去的两例死亡病例肺组织标本切片中发现了典型的衣原体。一些专家受此误导作出了错误的判断，认为"非典"的病原是衣原体，并提出用抗生素治疗的指导意见。然而从钟南山院士所在的呼吸疾病研究所的实践经验来看，使用抗生素的治疗方案并无作用。此后关于"非典"病原体是不是"衣原体"的学术争论不休。2月中旬，在钟南山院士的倡议下，流行病学、病原学及临床诊治课题联合攻关项目正式启动。4月中旬，科研人员终于从广东的"非典"患者气管分泌物中分离出2株冠状病毒，显示冠状病毒的一个变种极可能是"非典"的主要病因，这一结果也得到了广泛的认可。经过几个月的艰苦奋斗，"非典"疫情逐渐得到控制。钟南山院士和他的团队在抗击疫情中取得了显著成效，大批患者在他们的治疗下康复出院。在疫情结束后，他还参与了对"非典"疫情的总结与反思，提出了建立更加完善的公共卫生应急机制的建议。

钟南山院士以其救死扶伤和甘于奉献的崇高精神，深深激励着一代又一代的医学生。在他的事迹中，医学生们不仅看到了什么是无私奉献与坚守信念，更感受到了作为医务工作者肩负的沉甸甸的责任。他严谨求实的科研态度和专业精神，引导医学生在实践中不断精进自己的专业知识，秉持科学严谨的精神，确保每一个诊断和治疗方案都建立在可靠的证据和严谨的研究基础之上，在面对突发公共卫生事件时，能够迅速反应、果敢应对，奉献自己的力量，守护人民的健康。

▶【融入的思政元素】

1. 人格修养： 大爱无疆、救死扶伤、甘于奉献。

2. 家国情怀： 勇于担当、社会责任感。

3. 求是创新： 严谨求实。

参考文献

[1] 张玉荣.钟南山:中国脊梁 国士无双[J].小康,2021(20):54-55.

[2] 徐峰.苍生大医钟南山[J].人民法治,2020,(4):8-15.

(潘冬立)

第五节 肠道病毒:顾方舟教授与脊髓灰质炎疫苗

【教学内容】

肠道病毒是一类生物学性状相似、病毒颗粒微小的无包膜单正链 RNA 病毒,通常经消化道传播,引起多种肠道外感染性疾病。脊髓灰质炎病毒是脊髓灰质炎的病原体。脊髓灰质炎多发于 5 岁以下幼儿,可导致肢体肌肉发生不对称弛缓性麻痹,留下瘫痪后遗症,故俗称"小儿麻痹症"。在大多数地区,脊髓灰质炎病毒以粪-口途径和口-口途径传播。在疫苗前时代,几乎所有儿童都会感染脊髓灰质炎病毒。自 1988 年世界卫生大会发起"全球消灭脊髓灰质炎行动"倡议以来,全球脊髓灰质炎发病率已减少 99% 以上。脊髓灰质炎疫苗是预防脊髓灰质炎的主要手段,疫苗分为两种剂型:口服型减毒活疫苗和注射型灭活疫苗。其中,口服型减毒活疫苗是我国防治脊髓灰质炎过程中选用的剂型。

【课程思政教学设计】

以脊髓灰质炎病毒讲授为例,通过讲述顾方舟教授研发脊髓灰质炎疫苗的案例进行课程思政教学设计。在人格修养层面,顾方舟教授在艰苦的科研条件下,成功研制出脊髓灰质炎疫苗,使得脊髓灰质炎这一致命性、致残性疾病在我国成为历史,体现了其敬佑生命、大爱无疆、救死扶伤的高尚品格。在家国情怀层面,顾方舟在基础薄弱的情况下,勇担重任,开展了艰苦卓绝的疫苗研发历程,让自己和家人亲身试毒,推进中国进入无脊髓灰质炎时代,最终守护了亿万中国儿童健康,体现了我国科学家勇于担当的社会责任感。在求是创新层面,为了解决液体疫苗的保存期短和无冷链运输条件的现实情况,他发明了"糖丸"疫苗,大大延长了疫苗的保存期,为我国完全消灭脊髓灰质炎起到了关键性作用。

1955 年,江苏南通暴发脊髓灰质炎疫情,数百人死亡,死亡感染者多为儿童。随后,上海、济南、青岛等地相继报告疫情暴发,抗疫形势十分严峻。1959 年 3 月,卫生部决定派顾方舟等 4 人到苏联考察脊髓灰质炎灭活疫苗(死疫苗)的生产工艺。但在学习过程中,考虑到我国国情、生产成本、疫苗效力等多种因素后,顾方舟认为在中国消灭脊髓灰质炎只能走活疫苗路线。

学成回国后,在昆明远郊的山洞,顾方舟带领自己的脊髓灰质炎活疫苗研究团队从无到有地搭建起了疫苗实验室。疫苗研发的过程首先需要进行动物测试,以评估其安全性及其预防疾病的潜力。通过动物测试后,还需进行共 3 期的人体临床试验以评估其安全性和有效性,这也是整个疫苗研发过程中最大的困难。在 I 期临床试验中,首先需要检验疫苗对小规模人群的效果。面对新开发疫苗的未知风险,顾方舟勇于担当,作为 I 期临床试验志愿者,主动服用了团队研制的疫苗溶液,这位科学家是用自己的生命作筹码,与脊髓灰质炎病毒抗争。参与的科研人员在震撼之余,也选择跟随其脚步,全部服用第一批疫苗,推进疫苗 I 期临床试验进展。但仅在成人身上验证,并不足以完全证实其安全性和有效性。大多数成人本身就对脊髓灰质炎病毒有免疫力,因此,以婴幼儿为检测对象的临床试验仍是一道难以逾越的障碍。顾方舟作出了一个惊人的决定:给自己的儿子服用疫苗,让儿子成为全中国第一批脊髓灰质炎疫苗的婴幼儿临床试验对象。经历漫长而煎熬的监测期,孩子的生命体征平稳,没有出现任何异常。后经多次临床试验,疫苗通过了筛选和评估。1960 年底,首批 500 万人份疫苗在全国推广。在投放疫苗的城市,脊髓灰质炎流行率显著下降。

随着疫苗的不断扩大普及,顾方舟发现了此种疫苗存在的几点问题。首先,液体疫苗的保存期短,加之没有冷链运输的条件,疫苗容易失活。此外,儿童普遍对吃药存在抗拒心理。这些问题都为疫苗的普及带来了诸多障碍。如何制造出一种既方便运输、又让儿童容易接受的疫苗呢?顾方舟突发灵感:也许可以把液体疫苗制成孩子们都爱吃的固体"糖丸"。经过团队的反复探索试验,顾方舟成功实践了当初这一灵感乍现的创新想法。作为液体疫苗升级版的糖丸疫苗,在保存了活疫苗效力的前提下,大大延长了保存期,对我国完全消灭脊髓灰质炎起到了关键性作用。经过数年的疫苗普及,2000 年 7 月,我国正式成为无脊髓灰质炎国家。

顾方舟教授为我国研制脊髓灰质炎活疫苗以及消灭脊髓灰质炎作出了重大贡献。通过学习他的事迹,医学生不仅能掌握疫苗研发与疾病预防的专业知识,还能受到科学家所展现的社会责任感、奉献精神和创新精神的激励,成长为"敬佑生命、救死扶伤、甘于奉献、大爱无疆"的医疗工作者。

◆【融入的思政元素】

1. **人格修养**:敬佑生命、大爱无疆、救死扶伤。
2. **家国情怀**:勇于担当、社会责任感。
3. **求是创新**:严谨求实、科学创新。

◆ 参考文献

李娟,卢莉,吴疆,等.顾方舟:为抗击脊髓灰质炎而无私奉献的一生[J].国际病毒学杂志,2019,
　　26(4):217-218.

(潘冬立)

第六节 杜氏利什曼原虫:尽细微而致广大的 热带病专家钟惠澜教授

➲【教学内容】

杜氏利什曼原虫(*Leishmania donovani*)是黑热病(又称内脏利什曼病,visceral leishmaniasis)的病原体,其生活史包括前鞭毛体和无鞭毛体两个时期。前鞭毛体是杜氏利什曼原虫的感染阶段,寄生于吸血昆虫白蛉的消化道内。当白蛉叮咬人或哺乳动物时进入宿主体内并侵入单核巨噬细胞内,形成无鞭毛体并大量增殖,引起单核巨噬细胞的大量破坏和增生。患者可出现长期不规则发热,脾、肝和淋巴结肿大及全血细胞减少性贫血。由于全血细胞减少,宿主免疫功能受损,易并发各种感染性疾病,如不及时治疗,多数患者在患病后 1~2 年内死亡。患者经特效药治疗后,预后良好,且一般可获得终身免疫。

➲【课程思政教学设计】

以杜氏利什曼原虫知识点讲授为例,通过讲述热带病专家钟惠澜教授确认黑热病传染源和感染方式的案例进行课程思政教学设计。在家国情怀和人格修养层面,回顾钟惠澜教授为了验证假设并获取临床资料,进行人体感染实验,其夫人李懿征主动担当志愿者的故事,引导医学生体会并学习钟惠澜及其夫人甘为公共卫生事业献身的崇高精神、勇于担当的职业使命感和责任感。在求是创新层面,钟惠澜深入疫区农家调研,大胆推测,认真求证,最终推翻了西方学者对"犬黑热病与人黑热病无关"的论断,鼓励医学生敢于挑战权威,培养其善于思考、严谨求实的科研精神。

黑热病(kala-azar)一词源于印度,因患者有不规则发热和皮肤色素沉着而得名。除以上表现外,黑热病可引起患者全血细胞减少性贫血,导致患者免疫功能下降。与同样引起人类免疫功能缺陷的艾滋病相比,黑热病对人体的危害程度有过之而无不及,它是目前全球仅次于疟疾的第二大致死性寄生虫病。患者如不及时治疗,将在 1~2 年内死亡。

20 世纪 30 年代,黑热病在我国华东、华北、西北等地区的 13 个省份肆虐蔓延,许多患黑热病的贫苦百姓因无法得到正确诊断和及时治疗而死亡。1949 年以前,我国每年因黑热病死亡的人数有 50 万~60 万。山东疫区曾流传一首民谣,"大肚子痞(黑热病)缠了身,阎王拴着脚后跟,快三月,慢三年,不快不慢活半年",这就是当时黑热病的真实写照。那时在北京协和医学院工作的钟惠澜教授目睹和体悟到百姓的疾苦,他暗自发誓一定要尽自己所能为民去疾,于是毅然投身到黑热病的研究工作中。

当时西方学者普遍认为,黑热病共有三种不同的病原体:犬利什曼原虫、婴儿利什曼原虫以及流行于中国、印度和地中海地区的杜氏利什曼原虫,分别引起成人、婴儿和犬黑热病,三者之间并无关联。英国皇家医学会和美国罗氏基金会先后派出了 3 个黑热病调查团,在我国进行了长期的调研,从未有学者考虑犬作为保虫宿主的可能性,故西方学者一直未能对中国黑热病的传染源作出正确解释。

钟惠澜没有轻信西方学者的论断,他坚信智慧来源于实践,在实践中才能够发现问题和解决问题,进而才会有所突破和创新。为了揭示我国黑热病的病原种类和传染源,1936 年,他深入我国华北农村疫区,进行了为期三年的流行病学和临床学全面考察,不遗巨细。有一次,他偶然看到患者家里有一条癫皮狗(黑热病病犬),这一现象引起了钟惠澜的浓厚兴趣。他进一步扩大范围深入调查,发现我国黑热病的流行区域与病犬的分布范围高度重叠。因此,钟惠澜推测,犬黑热病和人黑热病之间有密切关联。

为了验证以上假设,钟惠澜开始了周密的研究计划。他从病犬体内成功分离出了犬黑热病病原体。在当时的技术条件下,欲确认犬黑热病的病原体与人类疾病的关系,需设计人体感染试验进行验证。钟惠澜想在自己身上进行试验,奈何他早年患过黑热病已具有免疫性(黑热病愈后免疫性最长可维持 50 年),钟惠澜一度陷入了困境。此时,夫人李懿征自告奋勇担当起志愿者,主动接受了病犬骨髓穿刺液皮内注射和皮下注射。五个月后,李懿征出现了黑热病的典型症状。在其骨髓穿刺液中成功分离出了黑热病病原体,将病原体接种于实验动物,出现了典型病变并分离出黑热病病原体。至此,钟惠澜获得了黑热病传染源的完整证据链,成功证实了犬是杜氏利什曼原虫的重要保虫宿主,犬利什曼原虫和杜氏利什曼原虫为同一病原体,进而推翻了西方学者的错误论断,也揭示了我国黑热病的传播途径,为疾病防治提供了非常关键的理论依据和实践指导。钟惠澜在研究过程中首先提出骨髓穿刺法和"钟氏黑热病补体结合试验法"等早期诊断方法,对我国广大地区黑热病的预防、早期诊断和治疗具有重要意义,为成功对抗黑热病奠定了坚实的基础。据 2023 年全国法定传染病报告统计,我国当年黑热病发病数为 277 例,死亡 4 例,消除黑热病已指日可待。

钟惠澜教授的研究工作拯救了无数饱受黑热病之苦的民众,为我国的热带医学作出了开创性贡献。他从细微处入手,对医学事业的执着、严谨和注重实践的态度,为医学生提供了宝贵的启示,强调从事科学研究时必须关注细节,严谨求实,敢于挑战权威,才能有所建树。钟惠澜和夫人李懿征为解群众疾苦,不顾自身安危,勇于担当、甘于奉献。他们对科学的献身精神永远值得医学生铭记。

◆【融入的思政元素】

1. **人格修养**:甘于奉献。
2. **家国情怀**:勇于担当、社会责任感。
3. **求是创新**:批判精神、挑战权威、严谨求实。

◆ 参考文献

[1] 甘绍伯. 我国热带医学奠基人之一——钟惠澜教授简介[J]. 中国热带医学,2009,9(3):399.

［2］2023年全国法定传染病疫情概况［EB/OL］.（2024-09-18）［2024-11-12］.https://www.ndcpa. gov.cn/jbkzzx/c100016/common/content/content_18362997331333275136.html.

（李立伟）

第七节　丝虫：荡涤疬病，驱除民瘼的中国奇迹

➲【教学内容】

丝虫隶属于线形动物门尾感器纲丝虫目，目前已知有8种可寄生于人体，其中危害最严重的是引起淋巴丝虫病（lymphatic filariasis，以下简称丝虫病）的班氏吴策线虫（*Wuchereria bancrofti*，简称班氏丝虫）和马来布鲁线虫（*Brugia malayi*，简称马来丝虫），以及引起河盲症（river blindness）的旋盘尾线虫（*Onchocerca volvulus*，简称盘尾丝虫）。在2007年之前，我国流行的丝虫病病原为班氏丝虫和马来丝虫。丝虫成虫寄生于脊椎动物终宿主的淋巴系统、皮下组织、腹腔、胸腔等处，为卵胎生生物。雌虫产出的微丝蚴多出现于宿主血液中，少数位于皮内或皮下组织。微丝蚴经蚊吸血进入蚊体内，发育至感染阶段——丝状蚴。当蚊吸血时，丝状蚴经蚊喙逸出，经皮损处侵入人体发育为成虫。

➲【课程思政教学设计】

以丝虫知识点讲授为例，通过讲述我国消除丝虫病的案例进行课程思政教学设计。在家国情怀层面，讲述丝虫对人类的危害和在全球的流行现状，激发医学生的职业使命感和责任感，回顾最终在全球率先实现消除丝虫病的历程，引导医学生体会并感受国家荣誉感和自豪感。在人格修养层面，我国医务工作者为获得流行病学资料，不畏艰难，深夜步行跋涉，深入山区，采集血样检测，收集数据，展现了他们无私奉献的精神。在求是创新层面，我国著名医学昆虫学家冯兰洲教授和众多专家因地制宜、大胆探索、开创有中国特色的丝虫病防治之路，激励医学生在未来的学习和工作中，胸怀家国情怀、坚定责任担当，同时具备科学创新的精神，努力为人类的健康事业作出贡献。

丝虫是一种严重危害人类健康的寄生虫，其成虫在患者淋巴管内寄生，刺激局部淋巴管或全身产生超敏反应，引起淋巴管炎、淋巴结炎和丹毒样皮炎等急性期表现，以及象皮肿、睾丸鞘膜积液和乳糜尿等慢性期病变。慢性期患者常需通过外科手术截肢或切除病变器官，因而丝虫是重要的致残病原体。全世界39个国家的6.57亿人仍受到淋巴丝虫病的威胁。我国有文字记载的丝虫病始于隋唐时代，民间俗称大脚疯（象皮肿）、流火（淋巴管炎）、膏热和热淋（乳糜尿），是世界上丝虫病危害最严重的国家之一。新中国成立初期，我国有16个省、自治区、直辖市有丝虫病分布，全国患者人数超过3 000万，人民群众饱受病痛之苦。重庆有民谣形象地描述了疫区的流行状况："秀山米粮仓，本是好地方，十男九肿子（象皮肿），一世不安康，轻者厕白尿（乳糜尿），重者见阎王。"

面对如此严重的流行情况和严峻形势,中共中央发布了《1956 年到 1967 年全国农业发展纲要(修正草案)》,提出努力消除包括丝虫病在内的多种危害我国人民健康的严重疾病,丝虫病防治工作全面启动。在中央的统一部署下,全国各相关机构联合开展了大规模的流行病学调查,并成立专业防治研究机构,开展防治研究试点工作。

为了获得可靠的流行病学数据和资料,众多医务工作者深入疫区采集标本进行调研。丝虫病最可靠的检测方法是夜晚九点之后采集感染者外周血制成血涂片镜检,故我国流行病学调查工作者需要夜间徒步跋涉,深入农家进行采血。然而此时却是农户们完成一天劳作之后的休息时间,调查工作者既要克服深夜工作的种种不便,又要缓解群众的畏惧和抵触情绪,还要通宵达旦地处理血涂片、镜检和统计数据。为了加快工作的进程,医务工作者们常常 24 小时连轴转,没有怨言,甘于奉献,彰显了医务工作者的高尚情操和无私奉献精神。

在掌握了我国丝虫病流行的基本信息后,防控工作的重点转移到了如何选择防治方法。当时国际上对于虫媒病的主流防治策略是“消灭传染源和防制虫媒相结合”的综合防治方法,但这种策略并不符合我国当时的国情。新中国成立初期,我国丝虫病流行范围广,全面综合防治难以付诸实施。面对困境,我国的科学工作者和医务工作者没有退缩,他们群策群力、因地制宜、求真务实、勇于创新,探索出了一条具有中国特色的丝虫病防治之路。著名医学昆虫学家冯兰洲教授结合丝虫发育、感染的特征和我国流行情况,大胆地提出了以控制传染源为主导的中国丝虫病防治策略,为我国丝虫病的防治提供了重要思路和理论指导。

冯兰洲教授的创新之举带动了全国各地专家,他们在以上防治策略基础上,参考国外文献,集思广益,突破陈规,大胆设想,又提出一个开创性思路:在流行区用药盐(乙胺嗪+盐)进行群体防治。此后,全国各相关机构建立了上下贯通、执行有力的具有中国特色的丝虫病防治体系。2007 年 5 月,中国的丝虫病防控成果获得 WHO 认证,成为世界上第一个消除丝虫病的国家,创造了中国奇迹。

中国消灭丝虫病的奇迹,离不开提出“中国方案”的医学专家们的责任担当和他们勇于探索、敢于创新的科学精神,离不开全国无数个默默无闻、夜以继日坚守在防疫一线的医务工作者的奉献精神,更离不开党的英明决策和领导,以及我国集中力量办大事的举国体制。丝虫病防治的“中国方案”启示中国医学生,在防控人类感染性疾病的道路上将会有更多的中国奇迹成为现实。

◉【融入的思政元素】

1. 人格修养:甘于奉献。

2. 家国情怀:勇于担当、社会责任感。

3. 求是创新:批判精神、科学创新。

◉ 参考文献

[1] 世界卫生组织. 淋巴丝虫病[EB/OL].(2024-11-21)[2024-12-21].https://www.who.int/zh/news-

room/fact-sheets/detail/lymphatic-filariasis.

[2] 孙德建. 我国消除淋巴丝虫病的历史见证[J]. 中国寄生虫学与寄生虫病杂志,2019,37(4): 383-387.

[3] 白剑锋. 别了,丝虫病[N]. 人民日报,2008-11-13(10).

[4] BRATTIG N W,BERGQUIST R,QIAN M B,et al. Helminthiases in the People's Republic of China:Status and prospects[J]. Acta Trop,2020,212:105670.

（李立伟）

第六章

医学免疫学课程思政案例

　　医学免疫学是人类在与传染病斗争过程中发展起来的一门既古老又年轻的科学。医学免疫学是研究人体免疫系统的组成、结构和功能,免疫应答的发生机制、规律及其效应和调节机制,以及有关临床疾病的免疫学发病机制和免疫学诊断与防治的一门学科。医学免疫学是基础、临床、预防、口腔、检验等医学专业的基础课程,目的是通过教学使医学生掌握医学免疫学的基础知识,为学习其他基础医学课程及临床医学课程奠定理论基础,同时结合教学实践,培养学生独立思考、独立工作的能力和严谨的科学作风。医学免疫学是生命科学中的前沿学科之一,其基础理论和应用研究不断取得引人瞩目的新成就,推动着医学和生命科学的全面发展。

第一节　免疫学发展简史:人痘疫苗技术的发明与应用

⊙【教学内容】

　　免疫学的发展经历了长期的过程,从早期对免疫学的朦胧认识到目前对免疫学比较系统的认识,该发展过程是连续和渐进的。免疫学的发展可划分为三个时期,即经验免疫学时期、实验免疫学时期和科学免疫学时期。

⊙【课程思政教学设计】

　　以人痘疫苗接种预防天花为切入点,通过讲述中国传统医学对天花的记载、治疗方法到人痘疫苗的应用进行课程思政教学设计。在家国情怀层面,培养医学生的文化自信,继承老一辈医学家为人类健康事业勇于担当的优良传统。在求是创新层面,人痘疫苗接种技术的发明,显著降低了天花的发病率和病死率,成为医学史上的一个重大突破。本案例鼓励医学生勇于探索,辩证思维,敢于创新,激发他们在未来的医学学习和研究中,始终保持探索未知的勇气和创造性的思维。

　　天花曾是一种烈性传染病,主要通过呼吸道传播,人是唯一的易感宿主,死亡率极高。18世纪发生在欧洲的天花大流行造成了6 000万例死亡,严重威胁人类的生存。

我国最早记载天花的文献是晋朝葛洪的《肘后备急方》。葛洪称天花为"天行发斑疮",并认为这是一种流行病。疾病发于人的头面及身体,严重者数日内死亡。隋唐时期,人们称天花为豌豆疮,已出现了多种治疗方法。例如,王焘的《外台秘要》搜罗了十多种治疗方剂。南宋名医陈文中的《小儿痘疹方论》把天花看作是小儿病。

天花实际上是天花病毒引起的烈性传染病,主要表现为严重的病毒血症,皮肤成批、循序出现斑疹、丘疹、疱疹、脓疱,最后结痂、脱痂、遗留永久性瘢痕。天花易导致大流行,病死率极高。

古人很早便注意到,患过天花的人不会再被感染。既然得过天花的人不会再被感染,如果采取一种方法能够让人轻微地感染天花,岂不是可以预防天花的发生吗?在这样的理念指导下,人类开始了小心翼翼的探索。首先被采用的是"痘衣法",就是让健康的人穿上天花患者的衣服,希望以此来抵抗天花。痘衣法需要满足两个前提:一是痘衣上沾染一定量的病毒,并且最好是有活性的病毒;二是穿痘衣的人皮肤上要有伤口或刮痕,这才能让天花病毒进入体内。如果不是故意为之,后一个条件一般难以满足。因此,痘衣法有效的可能性很低。因此,逐渐出现了人痘接种的方法。

所谓人痘接种,就是将"痘"人为地接种到人身上,从而达到预防天花的目的。最早发明人痘接种的应该是中国。英国学者李约瑟曾考证过中国古代人痘接种的历史,在《中国科学技术史》第六卷中作出这样的结论:"总而言之,对我们来说,似乎最为审慎的结论是,种痘产生于宋代初期或宋代以前,或许更早至隋代的道教环境之中。"

李约瑟依据的是清代康熙年间朱纯嘏撰写的《痘疹定论》,此书中描述宋真宗时期的丞相王旦生得一子王素。由于之前的几个儿子都深受天花之苦,他便请了当时峨眉山的神医道士为王素接种人痘,并且取得了成功。因此,李约瑟认为中国早在11世纪的宋代就有了人痘接种术,而且和道家医术有关。另外,1549年出版的《痘疹世医心法》一书中记载:"女子种痘,经水忽行,暴暗不能言语者。"明末的《寓意草》里,也有关于顾明的二郎、三郎在北京种痘的医案记载。另外,清初出版的《三冈识略》也记载了一位张姓大夫给人种痘的事迹,并且提到这个技术来自祖传,到他那里已经传了三代。清代出版的《痘科金镜赋集解》更是直接描述了人痘接种的起源:"又闻种痘法,起于明朝隆庆年间,宁国府太平县,姓氏失考,得之异人,丹传之家。由此蔓延天下。"

到了清代,人痘接种术不仅在中国大地上进行,而且传播到了国外。1688年,俄国曾经专门派人来我国学习人痘接种技术。

人痘接种术由Mary Wortley Montagu夫人传入英国。Montagu夫人对人痘接种的兴趣不仅是因为好奇,更和自己的经历有关。1712年,她的弟弟患上了天花,并不幸死亡。三年后,她自己也染上了天花,原本美丽的脸上留下了难看的瘢痕。为了自己的子女不再有同样的遭遇,Montagu夫人说服外科医生Charles Maitland专门为自己5岁的儿子Edward进行了人痘接种。Edward因而成为第一个接受人痘接种的欧洲人。

1721年年初,英国伦敦再次暴发天花疫情。这时,Montagu夫人的小女儿已经4岁。因为儿子接种人痘的成功经历,她再次决定为女儿进行人痘接种。随后人痘疫苗的接种被广泛传播到法国、美国等国家。接种人痘虽然能预防天花的发生,但人痘并不能算是真正的疫苗。人痘接种虽然有效,但却并不安全。人痘疫苗是疫苗发明的第一个里程碑,并为牛痘疫苗的发明奠定了基础。

18世纪后期,英国医生Edward Jenner观察到挤牛奶女工接触患有牛痘的牛之后,可被传染牛痘却不会再得天花。他意识到人工接种"牛痘"可能会预防天花,并用了2年时间在24名志愿者身上进行了试验,取得了成功。1798年,Jenner提出了"vaccination"的概念(vacca在拉丁语中为"牛"之意,意为接种牛痘),开创了人工主动免疫的先河。经过近180年的努力,WHO于1980年庄严宣布,全球已经消灭了天花。这是一个具有划时代意义的人类医学事件。

人痘疫苗的发明和应用为抗天花病毒感染作出了巨大贡献,同时为牛痘疫苗的研发奠定了坚实的基础。这一历史性突破启发医学生在科学实践中要保持仔细观察和严谨求实的态度,并弘扬中华民族勇于担当的优良传统。通过本案例,医学生应认识到,未来的医疗工作者肩负着为人类战胜各种病魔的使命,应该努力贡献力量和智慧,为全球健康事业的发展添砖加瓦。

◉【融入的思政元素】

1. **家国情怀:**勇于担当、社会责任感。
2. **求是创新:**辩证思维、科学创新。

◉ 参考文献

[1] 张剑光.中国抗疫简史[M].北京:新华出版社,2020.
[2] 伊恩.天花的历史[M].杭州:浙江人民出版社,2006.
[3] 商周.詹纳传:疫苗的使者[M].长沙:湖南科学技术出版社,2023.

（陈建忠　姚雨石）

第二节　抗体:开创血清疗法的新时代

◉【教学内容】

抗体是介导体液免疫的重要效应分子,是免疫系统在抗原刺激下,由B细胞或记忆B细胞增殖分化成的浆细胞所产生的、可与相应抗原发生特异性结合的免疫球蛋白(Ig)。抗体具有中和病毒、中和毒素、激活补体、参与调理作用以及介导抗体依赖的细胞毒作用等功能。抗体可通过胎盘和黏膜,因而在机体抗感染、抗肿瘤等方面发挥重要的作用。抗体在临床疾病的诊断、预防和治疗中得到广泛的应用。

🔵 【课程思政教学设计】

在讲授抗体的相关知识时,首先介绍抗体因具有中和毒素(如破伤风外毒素、白喉外毒素等)的生物学功能,所以可用于疾病的诊断、预防和治疗;其次结合德国科学家 Behring 的成长经历,讲述其采用免疫血清治疗白喉杆菌感染者从而开创抗血清疗法新时代的案例进行课程思政教学设计。在人格修养和求是创新层面,引导医学生塑造敬佑生命、仁心仁术的思想,培养他们的科学创新精神,激励他们在未来的医学事业中,严谨求实,把科学成果转化为促进人类健康的实际贡献。

19 世纪后期,许多病原菌被发现,白喉杆菌就是其中一种。白喉杆菌的主要致病物质是白喉外毒素,其毒性很强。当时,白喉杆菌感染威胁着千百万儿童的生命,迫切需要找到一种有效的治疗方法。

Emil Adolf von Behring,1854 年生于西普鲁士罗森堡县(今属波兰)的一个普通家庭。Behring 小时候因不小心淋了大雨而发高烧,数天都不得好转。后来,邻居请来了一名在当地颇有声望的名医进行调治,小 Behring 很快恢复正常。还有一次,他偶然参与抢救了被蛔虫钻胆折磨得死去活来的父亲。这些经历,促使 Behring 心里萌生了学医的梦想。1878 年,Behring 获得柏林军医学院的医学博士学位。

普法战争打响后,Behring 毅然决然地报名参军,成了一名在血肉横飞的战场上抢救伤员的军医。医术精湛的 Behring 在战场上英勇无畏的表现,赢得了广泛好评。战争结束后,Behring 被特邀到军医学院做讲师,加入了举世闻名的细菌学家 Robert Koch 教授的研究所,在 Koch 的指导下从事细菌研究。

病原菌能够产生毒素,可使受感染的人或动物生病或死亡,Koch 实验室已经证实了病原菌的危害。怎样才能征服这些病原菌呢?Behring 与在研究所工作的日本科学家北里柴三郎携手追寻答案。当北里柴三郎向 Behring 介绍了中国医学中"以毒攻毒"的理论与实践后,Behring 提出了抗毒素免疫的理论。

1890 年,Behring 开始研究白喉。他先用三氯化碘减弱白喉杆菌的毒性,再把具有弱毒性的培养物注入豚鼠体内,最后用从豚鼠体内提取出来的血清,去免疫另一只感染了白喉杆菌的豚鼠。结果,感染了白喉杆菌的豚鼠没有出现任何症状。Behring 由此成功地获得了血液中的抗毒素。他在当年的《德国医学周刊》上发表论文,介绍了抗毒素治疗白喉获得成功的经过。

1890 年,Behring 把从试验免疫动物身上提取的血清注射到一例白喉患儿体内,成功地使患儿恢复了健康。攻克白喉是微生物学发展史上的一次重大事件,Behring 不仅拯救了无数儿童宝贵的生命,也为免疫学说的建立奠定了基础。Behring 因研究白喉的血清疗法而获得 1901 年首届诺贝尔生理学或医学奖。

Behring 之所以能开创性地采用血清学方法来治疗传染病,取得重大的成就,与他早年的成长经历、从小树立崇高的理想等有关,他在科学研究的过程中善于思考和实践,最终发明血清学疗法。Behring 的案例启发医学生要坚定理想信念,满怀对生命的尊重,严谨求实,科学创新,为人类医学科学事业贡献力量。

➲【融入的思政元素】

1. 人格修养:敬佑生命、仁心仁术。
2. 求是创新:严谨求实、科学创新。

(陈建忠　姚雨石)

第三节　抗原:ABO 血型抗原的发现与输血安全

➲【教学内容】

抗原是指所有能激活和诱导适应性免疫应答的物质,通常指能被 T、B 淋巴细胞表面特异性抗原受体如 TCR 或 BCR 识别及结合,激活 T、B 淋巴细胞增殖、分化、产生免疫应答效应产物如特异性淋巴细胞或抗体,并与效应产物结合,进而发挥适应性免疫应答效应的物质。抗原的特异性由抗原决定簇决定,医学上常见的抗原包括病原微生物、同种异型抗原如 ABO 血型抗原和 HLA 抗原、自身抗原等。对抗原结构和特性的了解有助于研制疫苗用于特异性的免疫预防和治疗。

➲【课程思政教学设计】

在讲授抗原的相关知识时,首先介绍抗原的特异性、表位以及抗原的种类。通过讲述 ABO 血型抗原,并结合其发现者 Landsteiner 的事迹和科学研究历程进行课程思政教学设计。在人格修养层面,通过本案例让医学生认识到免疫学基础研究在挽救人类生命方面的重要意义,从而培养他们敬佑生命、甘于奉献的精神。在求是创新层面,医学生可深刻体会到在科学研究的道路上需要善于观察,只有专注于科学研究、不怕失败并保持严谨求实的态度,才能不断实现一个又一个的科学创新。

临床上最初尝试用输血疗法时,发现某些人在接受输血治疗后,输入的红细胞会很快溶解并造成严重的后果,而某些人在输血后反应良好,起到治疗的作用。这提示可能存在血液类型上的一些区别。1901 年,Karl Landsteiner 发现了第一个在临床输血中有重要意义的血型系统,即 ABO 血型系统。

Landsteiner,1868 年生于奥地利维也纳。1891 年毕业于维也纳大学医学院,获得医学博士学位,从事细菌学和免疫学研究。研究工作涉及人工抗原、血型分类、迟发性过敏反应等许多领域。他发现了人类血液可根据红细胞与血清中不同抗原和抗体分成许多类型,因而荣获了 1930 年诺贝尔生理学或医学奖。

1900 年，Landsteiner 在维也纳病理研究所工作时发现一方的血清有时会与另一方的红细胞凝结，这一现象当时并没有得到医学界足够的重视。Landsteiner 对这个问题却非常感兴趣，并开始了认真、系统的研究。经过长期的思考，Landsteiner 想到，会不会是供血者的血液与受血者身体里的血液混合产生病理变化，从而导致受血者死亡的呢？

同年，他用 22 位同事的正常血液进行交叉混合，发现红细胞和血浆之间可发生反应，即某些个体的血浆可促使另一些个体的红细胞发生凝集现象。通过仔细研究和分析，Landsteiner 终于发现了人类的血液按红细胞与血清中的不同抗原和抗体分为 3 种：A、B、O。不同血型的血液混合在一起就会出现不同的情况，就可能发生凝血、溶血现象。

1901 年，他发表了"关于人类正常血液凝集特征"的论文。1902 年，Landsteiner 的两名学生把实验范围扩大到 155 例个体，发现除了 A、B、O 三种血型外，还存在着一种较为稀少的类型——AB 型。1927 年，国际大会正式采用了 Landsteiner 的命名方式，即确定血型有 A、B、O、AB 四种类型。至此，现代血型系统正式确立。数年之后，Landsteiner 的理论发现已被广泛用于临床输血，在第一次和第二次世界大战中，抢救了数十万伤病员的生命。世界各地医院均开始广泛地运用输血治疗各种疾病。

1940 年，Landsteiner 和 Wiener 用恒河猴（Macaque Rhesus）的红细胞免疫豚鼠和家兔，产生的免疫血清能够凝集 85% 白种人的红细胞，其余 15% 为阴性。他们认为，呈阳性的红细胞含有与恒河猴红细胞相同的抗原，把具有这种抗原的红细胞血型称为"Rh 阳性"，没有这种抗原的为"Rh 阴性"，由此确立了红细胞 Rh 血型系统。在中国汉族人群中，Rh 阳性者约为 99.6%，Rh 阴性者只占 0.4%；如果再叠加上 ABO 血型，特定血型的人群就更少了。Rh 阴性者比例低，献血的人少，用血的人也少，一旦出现用血集中或用血量大的时候，容易出现供应紧张的情况，这就是 Rh 阴性血被大众称为"熊猫血"的原因。

Landsteiner 的一生并非一帆风顺。他童年便失去了父亲。凭借着对科学的热爱，他在医学事业上取得了令人瞩目的成就。即使是在生命的最后几年，他仍然以极大的热情从事科学研究，最终发现了 Rh 血型。1968 年是 Landsteiner 一百周年诞辰，美国、德国及奥地利等许多国家都举行了特别的纪念活动。2001 年，在南非约翰内斯堡举办的第八届自愿无偿献血者招募国际大会上，WHO、红十字会与红新月会国际联合会、国际献血组织联合会、国际输血协会四家旨在提高全球血液安全的国际组织联合倡导，将 Landsteiner 的生日——每年的 6 月 14 日定为"世界献血者日"，以纪念这位"血型之父"——通过输血挽救成千上百万的生命作出了巨大贡献的科学家。

Landsteiner 一生致力于免疫学，尤其是抗原领域的研究。他怀着对生命的热爱，以严谨的治学态度和勇于探索的精神，推动了科学的创新。他在人类红细胞抗原的研究方面的巨大贡献，为全球健康事业奠定了重要基础。他的工作不仅改变了医学界对血型的认识，也为输血和相关医学实践提供了科学依据，显示了他在促进人类健康方面的卓越成就，激发医学生敬佑生命、甘于奉献、严谨求实和科学创新的精神。

▶【融入的思政元素】

1. 人格修养：敬佑生命、仁心仁术。
2. 求是创新：严谨求实、科学创新。

（陈建忠　姚雨石）

第四节　抗原提呈细胞：树突状细胞的独行侠

▶【教学内容】

抗原提呈细胞是机体免疫应答中将抗原信息提呈给 T 细胞的免疫细胞。专职性抗原提呈细胞包括树突状细胞、单核巨噬细胞和 B 细胞，它们组成性表达 MHC Ⅱ类分子、共刺激分子和黏附分子，具有直接摄取、加工和提呈抗原的功能。其中，树突状细胞是一类成熟时具有许多典型的树枝样突起的细胞，其主要功能是识别、摄取和加工外源性抗原并将抗原肽提呈给初始 T 细胞，进而诱导 T 细胞活化增殖，是机体免疫应答中功能最强的抗原提呈细胞。

▶【课程思政教学设计】

在讲授树突状细胞的特征、类型和功能时，通过讲述 Ralph Steinmann 发现树突状细胞的过程进行思政课程教学设计。Steinmann 在研究过程中不顾同事的质疑和反对，坚持自己的发现，开辟了树突状细胞新的研究方向。在家国情怀层面，通过 Steinmann 的事迹，激发医学生的医学科学研究热情，面对困难和挫折能坚定理想信念，不断开拓进取，为攻克各类医学难题作出自己的贡献。在求是创新层面，培养医学生敢于质疑，在医学科学研究的道路上保持严谨求实的态度，在科学创新的道路上不断前进。

树突状细胞是由美国科学家 Ralph Steinmann 于 1973 年发现的。Steinmann，1943 年出生于加拿大魁北克的一个犹太移民家庭，父亲是来自东欧的犹太移民，母亲经营着一家百货超市。Steinmann 从小就是一个充满活力且独立有主见的孩子，父亲希望他能接手家族企业，然而他却喜欢上了科学研究，并为之奋斗终身。

1963 年，Steinmann 在加拿大麦吉尔大学获得学士学位之后，奔赴哈佛大学医学院攻读医学博士学位，在此开启了对细胞生物学与免疫学的系统学习。1970 年，在马萨诸塞州总医院完成医学训练之后，本着对生物医学的热爱，Steinmann 加入了洛克菲勒大学，从事细胞生物学与免疫学方向的科学研究。在这里，他遇到了跟他一样有着临床医学与生命科学背景的博士后合作导师 Zanvil Cohn。

在与 Steinmann 合作之前，Cohn 已是享誉世界的巨噬细胞生物学之父。当时，巨噬细胞被认为是固有免疫系统中最多、功能最强大的吞噬细胞。然而在研究中，Steinmann 发现，单纯的巨噬细胞不能直接攻击病原体。但是，当他们把从小鼠脾脏提取出来的混合物与病原体混合后，就会激发免疫反应，表明这种混合物里面一定有一种新的细胞能够作为桥梁来激活病原体诱导的免疫反应。随之他们观察到一个形状类似于树枝样的细胞，他们认为这是一种新型诱发适应性免疫的细胞。由于这种细胞同时具备吞噬功能（先天性免疫）和抗原提呈细胞的功能（获得性免疫），一度被认为是巨噬细胞的一种，甚至有些人认为这些所谓的细胞是实验过程中带入的杂细胞。

年轻的 Steinmann 表现出了独立有主见的特质，他毅然力排众议，坚持自己的观点，并且用大量的实验数据为之正名。之后与 Cohn 一起，将他们的发现发表在《实验医学杂志》上。由于在显微镜下这种细胞成熟时细胞膜伸出许多类似于神经细胞的突起，他们将之命名为树突状细胞。

此后多年，Steinmann 一直在他所建立的树突状细胞生物学领域潜心耕耘，多方合作，用一系列的实验证实这种含量极少的细胞其实是免疫系统的前沿哨兵。树突状细胞在机体多个组织中来回巡逻，捕捉外来的病原体，将其吞噬分解成细小的分子片段呈现在细胞表面，并送到淋巴细胞区域，将这些抗原信息递呈给 T 细胞。Steinmann 用了 3 年的时间发现了树突状细胞，又用了 20 年的时间证实了树突状细胞的存在。

2007 年，Steinmann 被确诊为Ⅳ期胰腺癌，肿瘤细胞已经扩散至淋巴结，并被通知只有 6 至 8 个月的生存时间。在得知自己罹患重症后，Steinmann 一直都在思考如何将研究服务于临床。他坚信树突状细胞能够并且应该被应用于疾病治疗。他联合世界各地的合作者一起，在自己身上开展了树突状细胞实验，尝试了 8 种实验方法。从 Steinmann 体内取出肿瘤后，将肿瘤抗原或者肿瘤 RNA 注射到树突状细胞中使其表达肿瘤抗原，再将这种树突状细胞回输到他体内，激活 T 细胞发挥抗肿瘤效应，最终延长了 Steinmann 四年半的寿命。2011 年 9 月 30 日，在与癌症斗争了四年半之后，Steinmann 不幸去世。目前，树突状细胞的研究成果已广泛应用于肿瘤、自身免疫性疾病等的治疗。2010 年 4 月，美国食品药品监督管理局（FDA）批准了首个癌症治疗疫苗 sipuleucel T，用于晚期前列腺癌的治疗。

鉴于树突状细胞在免疫应答中的重要性，从 20 世纪 90 年代开始，以中国工程院院士曹雪涛教授为代表的我国科学家开展了诸多有关树突状细胞的研究。从 1998 年起，曹雪涛领导的团队从树突状细胞中发现了 124 个新基因，并研究了 20 个基因的功能，发现的 12 种新分子获得正式命名。他们提出了树突状细胞的免疫调控新机制，并将相关发现应用于肿瘤的免疫与基因治疗，在树突状细胞研究领域展示了中国科学家的风采。

在本案例中，Steinmann 发现树突状细胞是激发适应性免疫应答的主要细胞。尽管他的发现当时并未获得科学界的广泛认可，但他勇于挑战权威，始终坚持不懈，最终得到了科学界的承认，为基础免疫学和临床免疫学作出了巨大的贡献。本案例激励医学生坚定理想信念，严谨求实，努力为人类医学事业的发展作出贡献。

⮕ 【融入的思政元素】

1. 家国情怀：理想信念、社会责任感。
2. 求是创新：严谨求实、挑战权威、科学创新。

⮕ 参考文献

STEINMAN R M，COHN Z A. Identification of a novel cell type in peripheral lymphoid organs of mice：Ⅰ. Morphology，quantitation，tissue distribution［J］. J Exp Med，1973，137（5）：1142-1162.

（陈建忠　王青青）

第五节　固有免疫细胞：细胞免疫学说的倡导者

⮕ 【教学内容】

固有免疫系统是生物体在长期种系进化过程中逐渐形成的天然免疫防御体系，主要由组织屏障、固有免疫细胞和固有免疫分子组成。固有免疫应答是指机体固有免疫细胞和分子在识别病原体及其产物或体内凋亡、畸变等细胞后，迅速活化并有效吞噬、杀伤、清除病原体或体内危险相关的模式分子，产生非特异性免疫防御、监视、自稳等保护作用的生理过程，又称非特异性免疫应答。

⮕ 【课程思政教学设计】

以单核巨噬细胞的生物学功能为切入点，通过讲述 Elie Metchnikoff 发现吞噬细胞和创建细胞免疫学说的过程，以及华裔科学家陈志坚教授在固有免疫方面所作出的突出贡献进行课程思政教学设计。在人格修养和求是创新层面，Metchnikoff 和陈志坚的执着与坚韧精神，激励医学生养成锲而不舍、持之以恒的良好科研品质，在所从事的医学事业中科学创新，努力为人类健康事业添砖加瓦。

机体对细菌等异物入侵的反应属于免疫功能，血液中参与机体免疫功能的成分，主要是白细胞和血浆蛋白中的补体和免疫球蛋白。在 19 世纪末，研究发现用病原菌免疫的动物中分离的免疫血清能在体外杀灭病原菌，但是白细胞在抗细菌感染中的作用尚不清楚。1882 年，Elie Metchnikoff 发现海星幼体能吞噬异物即吞噬现象，并开创细胞免疫研究的新领域。

Metchnikoff 1845 年出生于俄国的哈尔科夫，从小就才智过人、聪明伶俐。19 岁时，Metchnikoff 以优异的成绩，仅用了两年时间便修完了哈尔科夫大学的四年课程。22 岁时，Metchnikoff 被聘为敖德萨大学的讲师，次年获得了圣彼堡大学的博士学位，并被聘为该校教授。一帆风顺的 Metchnikoff 准备在研究领域大显身手，干出一番名垂青史的业绩。

正当 Metchnikoff 雄心勃勃地准备大干事业的时候,他遭到了一个突如其来的打击。在事业上鼎力支持他的妻子不幸离世,使他顿感世界失去了光彩。Metchnikoff 精神恍惚,整日借酒浇愁,常常无缘无故地大发脾气,并产生了强烈的厌世情绪,几次自杀未遂。

随着时间的推移,Metchnikoff 逐渐醒悟过来,只有在事业上奋勇拼搏,取得辉煌的业绩,才是对早逝的妻子最好的纪念。然而,就在 Metchnikoff 好不容易从失去妻子的伤痛中走出来时,俄国沙皇政府却开始大肆迫害知识分子。Metchnikoff 只得离开敖德萨大学,来到意大利的西西里岛建立了一家私人实验室,潜心研究海洋动物。

在对海洋生物的研究中,Metchnikoff 惊人地发现了海星幼体能吞噬异物现象。他推断海星成体、人体内也存在这种现象。经过大量的研究与论证,Metchnikoff 提出了吞噬细胞学说。现已证实,人体确实存在巨噬细胞,巨噬细胞不仅能为人体消除异物,还具有抗菌与灭菌的作用。受法国科学家 Pasteur 邀请,他加入巴斯德研究所,留居法国直至去世。1895 年 Pasteur 去世后,Metchnikoff 继任巴斯德研究所所长。吞噬细胞学说的创建,为 Metchnikoff 赢得了 1905 年的诺贝尔生理学或医学奖。

华人科学家陈志坚教授也是在固有免疫方面作出突出贡献的科学家,荣获了 2024 年拉斯克奖。他主要从事天然免疫过程中细胞信号转导机制的研究,取得了一系列前沿领域的突破性成果,主要贡献包括发现了泛素作为信号分子的功能,以及病毒感染的感应分子线粒体抗病毒信号蛋白在 RNA 病毒侵染寄主过程中所起的作用,对人体的免疫细胞最初如何识别病原微生物或体内异源 DNA 这一长期困扰生物医学界多年的问题进行了系统阐述。他发现了在其中起关键作用的内源性第二信使 cGAMP 分子及其合成酶,在免疫生物学领域开辟了一个崭新的研究方向,为红斑狼疮和艾滋病的诊断、疫苗研发提供了新思路,也为开发临床药物用于预防及治疗传染病、癌症及自身免疫疾病等提供了新途径。陈志坚强调,科学研究最重要的是要有兴趣,好奇心也很重要,所以在科研中要选择比较重要的、有兴趣的课题作为研究方向。

通过本案例,医学生可以深刻领会到,作为一名科学工作者,在事业的道路上难免会遇到挫折和失败。然而,甘于奉献和秉持严谨求实、科学创新的精神是促使科学研究不断取得成功的弥足珍贵的品格和财富。这种坚持与努力的精神不仅激励着医学生在未来的学术生涯中迎接挑战,也提醒他们始终保持对科学的热爱与奉献的决心。

◉ 【融入的思政元素】

1. **人格修养**:甘于奉献。
2. **求是创新**:严谨求实、科学创新。

◉ 参考文献

GAO D X,WU J X,WU Y T,et al. Cyclic GMP-AMP synthase is an innate immune sensor of HIV and other retroviruses [J]. Science,2013,341(6148):903-906.

(陈建忠　王青青)

第六节 超敏反应:从不寻常处发现真相

⭕【教学内容】

超敏反应是指机体受到某些抗原刺激时,出现生理功能紊乱或组织细胞损伤的异常适应性免疫应答。根据超敏反应的发生机制和临床特点,可将其分为Ⅰ、Ⅱ、Ⅲ、Ⅳ四型。Ⅰ型超敏反应是指主要由 IgE 抗体介导,致敏肥大细胞和嗜碱性粒细胞释放多种生物活性介质而引起的、以组织器官功能紊乱为主要特征的异常免疫应答,如青霉素引起的过敏性休克。Ⅱ型超敏反应是指由针对组织和细胞表面抗原的 IgG 或 IgM 类抗体介导,引起靶细胞损伤或功能异常的免疫应答。Ⅲ型超敏反应是指可溶性抗原与 IgM 或 IgG 类抗体形成中等大小的免疫复合物,激活补体,进而引起以中性粒细胞浸润为主的炎症反应的免疫应答。Ⅳ型超敏反应是指由 T 细胞介导,引起以巨噬细胞和淋巴细胞浸润为主的炎症反应的免疫应答。

⭕【课程思政教学设计】

以超敏反应的发生机制、预防和治疗措施,以及常见临床疾病为主题,通过讲述超敏反应的发现以及发生机制的复杂性进行课程思政教学设计。在求是创新层面,通过讲解不同类型的超敏反应及其各自独特的发生机制和防治方法,培养医学生辩证思维、挑战权威、科学创新的精神。通过本案例,医学生在理解超敏反应的生物学基础上,提升自己的科学素养,勇于探索未知领域,为将来的医学研究和临床实践贡献新的见解与解决方案。

关于Ⅰ型超敏反应引起疾病的最初文献描述出现在 19 世纪 90 年代。1894 年,Emil Adolf von Behring 观察到,动物初次接触马体内产生的白喉毒素特异性抗体不会引起任何临床症状,但反复注射抗体的动物会出现心血管及肺部不适;他将这种反应称为超敏反应或反常毒素反应。1902 年,两位法国科学家确定了造成这种现象的免疫机制。

1901 年,摩纳哥 Albert 亲王邀请 Paul Portier 和 Charles Richet 两位科学家乘坐游艇巡游地中海。在这次航行中,Albert 亲王和他的科学主管 Jules Richard 建议 Richet 和 Portier 使用船上的一间实验室研究在南太平洋发现的僧帽水母的毒性。这些僧帽水母提取物包含一种叫"催眠毒素"的物质,人的皮肤接触到这种物质可产生非常痛苦的荨麻疹反应,同时伴有体温下降和困倦。Richet 和 Portier 回到巴黎后,继续此项研究。由于他们没能获得僧帽水母,故使用了美国粉红海葵提取物代替,并用狗作为实验对象。他们发现,实际上存在两种不同的毒素,一种为"海葵素",可诱导产生严重的瘙痒和荨麻疹,但不致命;另一种为"海葵毒素(阻塞毒素)",可造成肠和心血管的阻塞,最后导致狗的死亡。最初,研究的目的是让狗对抗毒素发生反应。然而,实验结果恰恰相反。之前注射了小剂量粉红海葵提取物的狗,在第 2 次或第 3 次注射时,反而出现更严重的反应症状。最重要的具有验证性的一次实验是在一只名为 Neptune 的狗身上进行的。

Neptune 在 22 天前注射一定剂量的提取物后,没有明显的症状,但当再次注射同样剂量的提取物几秒之后,便呼吸困难,出现腹泻和呕吐,并在 25 分钟内死亡。

Richet 和 Portier 在另一只名为 Galathee 的狗身上做了同样的实验,结果相似。他们用"严重过敏反应"(anaphylaxis)一词命名"缺乏保护"这一现象。"a(an)"为古希腊语的前缀,表示"否定、抵消",以区别"phylaxis"(对感染的保护)。他们的发现对当时的抗血清能治疗疾病提出了新的观点,即免疫血清不但不能起到保护作用,反而可能导致死亡。在当时,提出这一观点需要一定的勇气。后续的研究证实,两个因素构成了严重过敏反应的充分必要条件:①增强对先前注射相同毒素的敏感性;②产生更强的敏感性所必需的潜伏期。

Richet 于 1913 年获得诺贝尔生理学或医学奖。在获奖致辞中,他谦虚地表示,严重过敏反应的发现并不是思考的结果,而是偶然的、简单的现象观察,没有什么其他特别的功劳,唯一做到的是没有拒绝所发生的事实。

Richet 在研究抗毒素治疗过程中,发现多次注射抗体没有提供预期的保护效果,从而揭示了超敏反应的现象。他敢于挑战权威,最终在科学界首次发现免疫应答可以引起机体的损伤和致病。这一突破性发现对人类健康事业作出了巨大的贡献,也为后续的免疫学研究奠定了重要基础。通过本案例,鼓励医学生勇于探索未知领域,辩证思维,科学创新,为将来的医学研究和临床实践贡献新的见解和解决方案。

【融入的思政元素】

求是创新:辩证思维、挑战权威、科学创新。

参考文献

BERGMANN K C,RING J. 过敏科学史[M]. 刘光辉,译. 武汉:华中科技大学出版社,2019.

(陈建忠　王青青)

第七节　免疫治疗:肿瘤免疫治疗的开拓者

【教学内容】

免疫治疗是指利用免疫学原理,针对疾病的发生机制,人为地干预或调整机体的免疫功能,达到治疗疾病的目的所采取的措施。免疫治疗的基本策略是从分子、细胞和整体水平干预或调整机体的免疫功能。免疫治疗方法包括免疫增强疗法和免疫抑制疗法,主动免疫治疗和被动免疫治疗,特异性免疫治疗和非特异性免疫治疗,各类之间互相交叉。近年来,随着生物技术的发展,人们已能制备多种重组细胞因子或免疫细胞用于临床治疗。这些进展更新了免疫治疗的概念。

⊙【课程思政教学设计】

在讲授免疫学治疗时,通过讲述 2018 年诺贝尔生理学或医学奖获得者 James P.Allison 提出抑制 CTLA-4 的功能治疗肿瘤并用于临床治疗的案例进行课程思政教学设计。在人格修养和求是创新层面上,Allison 心系患者,敬佑生命,提出使用特异性抗 CTLA-4 抗体激活抗肿瘤免疫以治疗肿瘤的新理论,使医学生能够认识到免疫学的基础研究对于人类战胜疾病具有重要的意义,从而激发他们严谨求实、科学创新的精神。

肿瘤治疗方式经历了三次变更,分别是手术放化疗、靶向治疗以及肿瘤免疫治疗。手术治疗是切除已经癌变的组织同时清扫附近淋巴结;化疗和放疗是通过化学药物或射线照射杀伤肿瘤细胞,从而抑制肿瘤细胞的增殖。靶向治疗是针对已经明确的致癌位点设计药物发挥特异性作用,使得肿瘤细胞死亡。与前两种治疗模式不同,肿瘤免疫治疗并不直接针对肿瘤细胞,而是针对肿瘤微环境中的免疫细胞,通过调节这些免疫细胞的功能发挥其杀伤肿瘤细胞的作用。"肿瘤免疫编辑学说"认为肿瘤细胞能通过某种机制逃避机体免疫系统的清除机制,如研究发现肿瘤细胞能表达一些免疫抑制受体或配体,通过与免疫细胞表面的相应配体或受体相互作用抑制机体的抗肿瘤免疫应答。那么针对这些抑制性的配体或受体的治疗能够发挥抗肿瘤治疗的作用吗? James P.Allison 是最早提出这种抗肿瘤治疗理论并将之应用于实践的科学家,因"发现了通过抑制负性免疫调节来治疗癌症的方法"与日本科学家本庶佑教授共同获得了 2018 年的诺贝尔生理学或医学奖。

Allison 对免疫学的兴趣可能与其父有关。他父亲是一名医生,在麻疹、腮腺炎和其他儿童疾病的疫苗出现之前,常常带着他一起去给患儿看病。这样,Allison 就可以接触到患有这些疾病的儿童。这可能是年幼的 Allison 接触传染性病原体并产生免疫力的原因。

11 岁时,Allison 的母亲因患癌症去世。在那个年代,人们尚不知道什么是癌症,根本不会谈论这种事情。后来,Allison 的一个叔叔死于黑色素瘤,另一个叔叔死于肺癌。治疗癌症的念头从此一直萦绕在 Allison 的脑海深处。

上高中时,Allison 很幸运地遇到几位知识渊博的好老师。他们鼓励 Allison 尽最大努力扩充课外知识。一位老师安排他参加了为有才华的高中生举办的特别暑期项目,开阔了他的视野。

高中毕业后,Allison 进入得克萨斯大学奥斯汀分校开始攻读医学预科。然而,他对一些医学预科课程中要求死记硬背的做法感到不满,也逐渐了解到医学实践和实验室研究之间的一个关键区别。一个医生必须能够快速分析患者的症状以及可能出现的紧急情况,并采取相应的治疗措施。然而,科学家的工作非常不同。科学家通常专注于有趣的、重要的问题,并进行实验来检验假设。作为一名科学家,验证假说的真假同样有效,因为人类的许多假设都是错误的。科学家的工作就是不断回到实验室做更多更好的实验再次验证新的假说,故 Allison 认为当一名科学家比当一名医生有更多的乐趣。在大三的夏天,他还参加了由美国国家科学基金会在得克萨斯大学奥斯汀分校赞助的生物学课程。那段时光对他的影响深远,使他坚定了从事科学事业的决心。

大学毕业后,Allison 在加州拉霍亚斯克里普斯诊所的拉尔夫·赖斯菲尔德实验室获得了博士后职位,从事 MHC 研究。然后,他又去了得克萨斯大学 MD 安德森癌症中心的史密斯维尔研究所当助理教授,开始自己在 T 细胞生物学方面的研究。当时,T 细胞受体(TCR)被认为是免疫学的"圣杯"。许多知名实验室的专家都在狂热地寻找和鉴定 TCR,以便解开 T 细胞之谜。Allison 制作了一系列识别小鼠 T 细胞淋巴瘤上的克隆型分子的单克隆抗体,并设计了一系列生化实验。在研究生的帮助下,这些实验确定了 TCR 的蛋白质结构,并使他获得了加州大学伯克利分校终身教授的职位。

在伯克利,Allison 创建了一种"努力工作,尽情玩乐"的文化,并确立了自己的科学愿景,即破译 T 细胞反应的调节方式。1992 年,实验室的 Fiona Harding 指出,T 细胞表面的另一种蛋白 CD28 必须且足以为幼稚 T 细胞的完全活化提供第二个信号,并防止 T 细胞克隆中无反应性的诱导。CD28 可以比作汽车中的油门踏板,让汽车开始移动。尽管如此,还有另一个重要的难题没有解决。已经发现 T 细胞表面的另一种受体 CTLA-4 与 CD28 具有显著的同源性。对于 CTLA-4 的潜在功能没有科学共识,因为大多数人认为它是另一种共刺激因子。1993 年和 1994 年,Allison 的实验室和 Jeff Bluestone 的研究最终证明 CTLA-4 是一种直接对抗 CD28 的负性共刺激因子。CTLA-4 可以比作汽车中的刹车,它的作用是在反应造成任何损害之前阻止反应。

在他们证实 CTLA-4 是控制 T 细胞反应的抑制性受体后,Allison 立即设计了实验来测试抗体阻断 CTLA-4 将导致肿瘤根除的想法。他们给小鼠注射肿瘤,然后用抗 CTLA-4 治疗,接受治疗的小鼠都排斥肿瘤,实验结果令人震惊。通过阻断单个分子 CTLA-4,他们逆转了肿瘤的生长。通过盲法重复实验结果发现,所有最终排斥肿瘤的小鼠都接受了抗 CTLA-4 抗体。并在各种肿瘤类型上一次又一次地证实了相同的结果。实验表明,阻断 CTLA-4 可以导致肿瘤的根除。随后,完成了相应临床试验的抗体被美国 FDA 命名为伊匹木单抗(ipilimumab)。

为了更好地从事肿瘤免疫学的研究和临床试验,Allison 于 2004 年开始在纪念斯隆-凯特琳癌症中心建立免疫学团队,专门从事癌症问题相关的各种研究。实验室继续研究检查点阻断的机制、提高效率的新组合,并识别和表征新的检查点,这些检查点也可能是提高检查点封锁效率的目标。

ipilimumab 的Ⅲ期临床试验结果最终在 2010 年 6 月美国临床肿瘤学会(ASCO)年会的全体会议上公布。习惯了多年失败的免疫疗法试验的科学家发现 ipilimumab 成功地延长了黑色素瘤患者的中位生存期。这在之前任何其他药物对黑色素瘤患者的试验中从未报道过。几年后,当有足够的数据可用时,一项回顾性研究显示,数千名转移性黑色素瘤患者经历了一个疗程的治疗,通常包括 3 个月内的 4 次剂量治疗,10 年后仍然存活。2011 年 3 月,美国 FDA 发布消息,批准抗 CTLA-4 抗体治疗成为黑色素瘤患者的标准治疗方法。2013 年 Allison 成为得克萨斯大学 MD 安德森癌症中心免疫学主任,参与到 100 多个临床试验的免疫监测研究中。Allison 的目标是通过开发合理的联合疗法,将免疫肿瘤学的益处带给更多类型的癌症患者,以实现治愈疾病的目标。

Allison 长期以来致力于 T 细胞的功能、调节机制以及免疫学治疗的研究,他严谨求实,在发现 CTLA-4 的功能以及免疫调节作用后,创造性地提出了通过特异性抗体调节 CTLA-4 可能在肿瘤治疗中有应用前景。面对研究中的挫折和困难,他满怀对患者的爱心,从不放弃,甘于奉献,克服困难,终于在肿瘤免疫治疗领域取得举世瞩目的成就。

通过学习 Allison 的事迹,医学生能够深刻认识到免疫学基础研究对于人类战胜疾病的重要意义。这种认识将使他们秉持严谨求实的态度,激发科学创新的精神,鼓励学生在未来的医学职业生涯中,勇于探索,不断追求卓越,为人类健康事业贡献力量。

【融入的思政元素】

1. 人格修养:敬佑生命、甘于奉献。
2. 求是创新:严谨求实、科学创新。

(陈建忠 王青青)

第七章
病理学课程思政案例

病理学是研究疾病的病因、发病机制、形态结构的改变,揭示疾病的发生发展规律,从而阐明疾病本质的医学学科。它既是基础医学的重要学科,也是一门实践性很强的学科。病理学是连接基础与临床的桥梁课程,也是具有诊断"金标准"价值的疾病诊断学科。病理学的内容包括总论和各论两部分:总论主要介绍疾病的共性,包括细胞和组织的适应、损伤和修复、局部血液循环障碍、炎症及肿瘤;各论介绍心血管、呼吸、消化、泌尿、内分泌、生殖等各个系统疾病的病理特征。通过病理学学习,掌握疾病的本质,理解病理变化与临床表现(症状和体征)之间的关系,为成为一名卓越的医生打下坚实的基础。

第一节　绪论:把病理学引入中国的徐诵明教授

⊙【教学内容】

本节主要介绍病理学的基本概念、研究内容、学科范畴,了解其作为联系基础医学和临床医学的"桥梁课程"和诊断"金标准"的地位。介绍病理学的形成、发展的历史以及病理学的分类、研究方法和技术手段。

⊙【课程思政教学设计】

在中国病理学发展的历史中有一群值得铭记的先驱,他们的名字在岁月中熠熠生辉。以爱国教育家、中国病理学的开创者和奠基人徐诵明教授为例,进行课程思政教学设计。通过讲述这位百岁老人的点滴事迹,回望中国高等医学教育和病理学发展历程,展现徐诵明的爱国情怀和严谨的治学风范,弘扬其百折不挠的创新和求实精神,引导医学生传承甘于奉献、仁心仁术的家国情怀,坚定勇于担当、爱国敬业的理想信念,争做新时代的卓越医学人才。

徐诵明,1890年生于浙江绍兴新昌县,1904年凭借优异的成绩考入浙江高等学堂预科(即浙江大学前身)。此时的中国正处于内忧外患的时期,徐诵明怀着科学救国的理想,毅然选择东渡日本求学。

20世纪初,中国正处于社会大变革与思想大碰撞的时期,西方先进的科学知识与文化理念纷纷传入国内,医学领域亦是如此。在病理学方面,当时国内尚属空白状态。徐诵明凭借其在日本留学期间所积累的深厚病理学知识,把日文《病理学》上下册翻译成中文。这部译著涵盖了病理学的诸多关键知识点,附图清晰,非常适宜初学者作为参考资料使用,满足了当时国内病理学教学的迫切需求。1920 年,徐诵明出席医学各科名词审查会议,负责审定病理学的中文名词。他充分发挥专业优势,结合病理学的学科特点以及中文表达习惯,为众多病理学概念确定了精准且恰当的中文术语(如"血栓"等),这些术语便是经由他审定后一直沿用至今。正是徐诵明在这一时期将病理学引入中国,为后续病理学在中国的生根发芽、不断壮大奠定了坚实基础。

从日本归国后,徐诵明在北京医学专门学校任教并积极开展病理学相关工作。他创建了我国第一个病理学教研室并担任主任。徐诵明深知尸体解剖对于病理学教学及研究的重要性,他顶着巨大压力,积极推进尸体解剖工作,成功积累了一批供教学使用的病理标本,使得病理学的教学更加直观、深入,研究也有了实际的依据。在学术上,他以开放包容的态度,尽量融会英、美、日等诸派之长,授课时广泛引述英、日、德等国的医学文献,使学生们能够接触到更为前沿、多元的病理学知识,为国家培养出了不少优秀的病理学人才。

在抗日战争期间,许多大学面临被迫迁移的困境。徐诵明带领北平大学各学院六百余师生冲破日伪封锁线,想尽办法到达西安,后又继续组织师生从西安迁往陕南汉中。作为漫长西迁途中的"行军大队长",徐诵明不畏路途艰险,克服种种困难,带领师生们徒步数百里,并成立西北联合大学。正是这种对教育事业的坚守,为中国高等教育保留下了资源和火种。徐诵明先生的学生和后来的助手,像洪式闾、林振纲、李漪、许荫棠、林几、潘世晟等,都成长为中国卓越的病理学、法医学专家,成为中国医学事业的中坚力量。

新中国成立后,徐诵明担任了中央人民政府卫生部教育处处长兼卫生部教材编审委员会委员。他规划了全国医药院校的建设发展、招生规模,创办有中国特色的高等医学教育三年制专修科制度,建立医学中专教育制度,使新中国的医学教育事业形成了一个比较完整的体系。1990 年11 月 22 日,徐诵明在百岁寿辰前夕光荣地加入了中国共产党。

徐诵明教授的经历体现了他深厚的爱国情怀和强烈的报国之志。他以实际行动和言传身教,激励着医学生将个人的发展与国家的命运紧密相连,学好病理,打好扎实基础,坚定理想信念,勇于担当,爱国敬业,致力于为国家的医学事业奉献力量。

◐【融入的思政元素】

1. 人格修养:甘于奉献、仁心仁术。
2. 家国情怀:理想信念、勇于担当、爱国敬业。

◐ 参考文献

[1] 付东红.徐诵明为医学教育呕心沥血[J].中国卫生人才,2021(2):52-54.

［2］付东红.追忆医学教育家徐诵明［J］.中国卫生人才,2011（1）:56-59.

（毛峥嵘）

第二节　细胞组织的修复:肌肤和生命的"浴火重生"

【教学内容】

　　细胞和组织在刺激因子作用或环境改变时,其功能和形态可发生适应性改变,包括萎缩、肥大、增生及化生。如果内外因素的刺激强度超过了细胞和组织的适应能力,则可能引起细胞和组织的损伤,包括可逆性和不可逆性损伤。前者可引发水样变、脂肪变、玻璃样变等各种变性和脂褐素、含铁血黄素等异常物质沉积,后者可导致细胞和组织的死亡。损伤造成机体部分细胞和组织丧失后,机体通过修复,可完全或部分恢复原组织的结构和功能。修复过程包括再生和纤维性修复两种方式。纤维性修复包括肉芽组织及其转化成以胶原纤维为主的瘢痕组织。创伤愈合则包括各种组织的再生和肉芽组织增生、瘢痕形成的复杂组合。

【课程思政教学设计】

　　讲授细胞组织的适应、损伤和修复的基本概念及其动态转变过程中引入浙江大学医学院附属第二医院烧伤科的发展历史,进行课程思政教学设计。在人格修养和家国情怀层面,引导医学生理解救死扶伤的重要性,鼓励他们勇于担当,努力成为新时代医学领域的开拓者。浙江大学医学院附属第二医院烧伤科以卓越的专业精神和无私奉献的态度,深深扎根于烧伤医学事业,不仅推动了学科的发展,也培养了众多优秀的医学人才。本案例激励医学生在未来的医学道路上,坚定理想信念,勇于担当,为推动人类医学事业发展贡献力量。

　　组织损伤后的修复包括再生和纤维性修复两种。创伤愈合则包括缺损组织少、创缘整齐、无感染的一期愈合,及缺损组织大、创缘不整齐、常伴有感染或异物的二期愈合,而大面积烧伤或烫伤后的皮肤愈合还需要自体或异体的皮肤移植来促进伤口愈合。

　　20世纪80年代末,曾有一位在东风酿造厂上班的女工工作时不慎掉进热酱油池中,被工友救上来时几乎体无完肤,全身皮肤100%烧伤,其中Ⅲ度烧伤面积达74%,只有头顶部位Ⅱ度烧伤,同时患者处于重度休克状态。浙江大学医学院附属第二医院(以下简称浙医二院)烧伤科丁岳梁团队在抗休克治疗的同时,采用了从患者头顶上取皮肤再植的办法,前后取头皮大约15次,最终用切痂植皮的方法治愈了女工的烧伤。三十多年过去了,这位女工生活能够自理,逢年过节都会向丁岳梁问候,感谢其团队给予了她第二次生命。其实,这只是丁岳梁团队抢救成功的无数案例中的一例。浙江大学医学院附属第二医院烧伤科早已成为无数烧伤患者的"浴火重生"之地。

作为烧伤科创始人的丁岳梁出生在一个教师家庭,1955年从浙江医科大学毕业后到医院工作,成为一名普外科医生。1958年,医院让丁岳梁创建烧伤科。当时条件颇为简陋,医生人手严重不足,治疗经验缺乏。但丁岳梁二话不说,马上带领三四位护士成立了烧伤救治组。在仅有一名烧伤专科医生的情况下,第一年便救治了30多位患者。对于重度烧伤患者,往往需要通过手术植皮的方式使皮肤重新生长出来,恢复原有功能。丁岳梁团队发现了猪皮与自体皮混合生长的重要规律,因此浙医二院从1973年开始,就采用猪皮和自体皮混合移植法治疗大面积烧伤,成功救治了许多烧伤患者。当时烧伤科医生治病的同时还要学会宰杀活猪,上午八九点手术,医生往往凌晨五六点就要杀猪,植皮手术常常持续到下午甚至晚上。一台手术往往需要一天时间,烧伤科医生不光要有技术还需要很好的体力。在当时较长时期内全省烧伤科医生寥寥无几的情况下,丁岳梁经常到全省各地出诊,为救治患者兢兢业业,不辞辛劳。

众所周知,临床救治大面积重度烧伤患者通常需要过三关:休克关、感染关和修复关。大面积烧伤后,患者丢失大量体液,导致有效循环血量减少,易出现休克症状。烧伤科医生需要快速建立静脉通道,补充血容量,以维持正常的血压和心率。同时,需要控制感染,大面积烧伤创面易发生细菌感染,甚至引发败血症、器官功能衰竭等严重并发症。最后,在烧伤创面修复过程中,需要及时进行创面清创、移植自体或异体皮肤、加强营养支持。丁岳梁常常告诫医学生:烧伤救治是一个复杂、长期的过程,需要烧伤科全体同仁的紧密配合,需要多学科协作的综合治疗,每一个重症患者的成功救治,都凝聚着烧伤科甚至整个医院团队合作的精神和力量。

浙医二院烧伤科从无到有不断发展壮大,已成为全国临床重点专科、国家卫生健康委住院医师规范化培训基地。科室的发展历程凝聚着全体烧伤科医生的心血,他们救死扶伤的精神激励着医学生奋发图强,救死扶伤,仁心仁术,不懈奋斗。

➔ 【融入的思政元素】

1. 人格修养:救死扶伤、仁心仁术。

2. 家国情怀:勇于担当、社会责任感。

➔ 参考文献

陆桂芳.让生命"浴火重生"——记著名烧伤外科专家丁岳梁教授[J].浙江医学,2018(2):214-215.

（毛峥嵘）

第三节　血液循环障碍：骨折并发症的预防

➲【教学内容】

血液循环障碍可分为全身性和局部性两大类。局部血液循环障碍包括局部循环血量异常（充血和缺血），血管壁通透性及完整性的改变（出血和水肿），血液性状和血管内容物的异常（血栓形成、栓塞）及继而引起的组织器官梗死。栓塞包括不同栓子引起的血栓栓塞、脂肪栓塞、气体栓塞、羊水栓塞等。不同栓子在不同脏器可引起贫血性梗死、出血性梗死和败血性梗死，甚至猝死。局部血液循环障碍可影响并导致全身血液循环障碍，而全身血液循环障碍必然伴有局部血液循环障碍，两者间既有区别又有联系。

➲【课程思政教学设计】

血栓形成、栓塞、梗死及其相互转变是血液循环障碍学习内容的核心概念。各种栓子可能导致组织的严重栓塞、梗死，甚至危及个体生命，因而是临床需要防范的急重症。通过一例骨折后肺动脉栓塞典型胸痛患者成功抢救的真实案例，进行课程思政教学设计。在人格修养和求是创新层面，培养医学生敬佑生命，大爱无疆的精神，建立疾病诊断的辩证思维，同时，树立早期诊断和预防为主的理念，更好地服务患者，保护生命。

骨折患者由于术后长期卧床，下肢深静脉容易形成血栓，血栓尾巴脱落后随着血液循环到达肺动脉主干，造成肺动脉栓塞，最严重的后果可导致患者猝死。此类并发症一定要注意观察术后变化，正确及时的诊断和治疗是挽救生命的关键。

在某个秋风渐紧的日子，一位刚步入花甲之年的老人叶先生，在工作岗位上遭遇了一场意外，一根不慎滑落的钢管无情地砸向了他的右腿。瞬间，伴随着右大腿处传来的碎裂声响，剧痛像潮水般涌来。同事们迅速将他送往医院，医生们为叶先生实施了股骨骨折内固定术，随后又打上了石膏，希望能够尽快稳定他的伤情。

手术后叶先生的右下肢有些肿胀和疼痛感。然而，情况在术后第四天突然恶化，患者开始感到胸痛和呼吸困难，检查发现血氧饱和度下降，很容易误诊为急性心肌梗死，但是主管医生经过仔细观察、辩证地思考疾病的发生发展过程，通过床旁超声检查以及 CT 肺动脉造影，及时诊断出患者的右下肢形成了深静脉血栓，并且这些血栓已经脱落，导致了左肺动脉栓塞。

叶先生被紧急送往 ICU，并且立即开始抗凝和溶栓治疗，用肝素和华法林防止血栓进一步形成。同时，使用尿激酶进行溶栓。为了防止血栓再次脱落造成更严重的栓塞，在其下腔静脉中置入了一个滤器。

紧急诊断和处理后叶先生的呼吸困难症状有了明显改善，肺动脉压力下降，血氧饱和度也恢复正常。后续在对叶先生持续尿激酶溶栓的同时进行严密监测,每隔 12 小时检测一次血常规和凝血功能,以评估出血风险。随着病情的逐步稳定,两周后叶先生顺利出院,医生叮嘱他继续口服抗凝药物至少 3~6 个月,并穿戴弹力袜以促进静脉回流。在一年的随访中,叶先生骨折愈合,未再出现下肢肿胀和胸痛的症状。

本案例讲述了骨折并发症——肺动脉栓塞从发病到诊断、治疗的完整过程,强调及时正确的诊断、积极的溶栓和抗凝治疗以及术后精心管理的重要性。通过对案例的分析,引导医学生心系患者,敬佑生命,辩证地看待疾病的发生发展,仔细观察病情变化,严谨求实,以最大程度预防此类并发症。

❥【融入的思政元素】

1. 人格修养:敬佑生命、大爱无疆。
2. 求是创新:辩证思维、严谨求实。

（毛峥嵘）

第四节　肿瘤概述:郑树教授与大肠癌防治

❥【教学内容】

肿瘤种类繁多,生物学行为和临床表现复杂,常形成局部肿块。肿瘤生长方式有外生性生长、膨胀性生长和浸润性生长。良性肿瘤生长缓慢、不转移,对人体危害小;恶性肿瘤(癌症)生长迅速、侵袭性强,可局部蔓延或通过淋巴道、血道以及体腔远处转移,对人体危害大。癌症主要包括上皮组织来源的恶性肿瘤——癌和间叶组织来源的恶性肿瘤——肉瘤两大类。交界性肿瘤具有介于良性、恶性肿瘤之间的特点。肿瘤的分化程度指肿瘤组织在形态和功能上与某种正常组织的相似程度。肿瘤的异型性包括结构异型性和细胞异型性,是肿瘤组织病理诊断和分型的重要依据。恶性肿瘤的分级是描述其恶性程度的指标,而分期是指其生长及播散的范围。肿瘤的组织病理类型、分级和分期是制订治疗方案和评估预后的重要指标。

❥【课程思政教学设计】

肿瘤是一类常见且多发的疾病,其中恶性肿瘤是目前危害人类生命的重要疾病之一。通过讲述郑树教授带领团队长期进行大肠癌的系统性研究,探索具有中国特色的大肠癌防治途径进行课程思政教学设计。在人格修养、家国情怀和求是创新层面,激励医学生甘于奉献、救死扶伤,强化在肿瘤防治中勇于担当的精神,培养他们以严谨求实的科学态度探究肿瘤发生发展的机制,从源头上干预和阻断疾病的发生发展。

郑树 1949 年考入浙江省立医学院,是新中国第一批大学生,一开始她就立下"我要练就像白求恩医生那样的医术,解除百姓的病痛"这样的誓言。毕业后,在进行临床诊疗的同时,她还承担"外科学总论"和"局部解剖学"两门课程的讲授任务。

20 世纪中期,浙江省是全国大肠癌发病率较高的地区之一,严峻的现实状况引起了郑树的高度关注,也成为她投身大肠癌防治事业的开端。随着十一届三中全会"科学的春天"到来,郑树敏锐地意识到深入探究肿瘤病原对于防治工作的重要性,并着手建立肿瘤研究所,带领团队到海宁地区普查调研。首先,团队对当地 30 岁以上 50 余万人展开大规模的普查工作。然而,普查工作起初进展得并不顺利,群众对这一举措缺乏理解,配合度很低,主动参与筛查的人寥寥无几。面对困境,郑树积极思考对策,她请乡镇干部带头参与筛查,一旦发现有大肠息肉,并确定为癌前期病变者,及时安排手术进行干预。这一举措发挥了积极的示范效应,村民们逐渐认识到普查的重要性,开始自发前来进行筛查。最终,有 4 000 多人被发现属于大肠癌高危人群,并得到了及时的干预。此后多年,郑树带领团队一直坚持开展跟踪检查工作。

为了更全面、深入揭示大肠癌的高危因素,1982 年起,郑树与斯坦福大学开展了为期三年的中美华人大肠癌流行病学研究的国际合作。研究最初拟定了 300 多个可能与大肠癌有关的问题,涵盖了生活的方方面面,包括饮食习惯,如每日蔬菜、肉类、油脂类食物的摄入量,是否偏好油炸、腌制食品等;生活方式方面,是否有抽烟、饮酒的习惯,日常运动量如何,以及睡眠情况等;还有家族中是否有其他癌症患者,尤其是消化系统癌症等情况。在研究中,郑树团队秉持严谨认真的科研态度,不放过任何一个可能影响研究结果的因素,对高危人群的生活习惯展开了全方位、细致入微的调研工作。最后运用科学的统计学分析方法,凝练出十几个关键问题,组成了一份含金量极高的高危因素调查问卷。

这份问卷为后续的大肠癌防治工作提供了重要的依据和方向。郑树团队将这套问卷与粪便隐血试验,以及高危人群进行肠镜检测的干预阻断研究相结合,经过反复论证、实践优化,打造出一套系统的"量化高危因素序贯筛检方案",突破了当时中国在该领域研究的瓶颈。此后 40 多年,郑树团队一直跟踪研究大肠癌,从创新性的大肠癌基础研究到临床转化的系统性研究,探索出具有中国特色的大肠癌防治途径,大幅度提高了 I 期大肠癌诊断率,使海宁和嘉善地区的大肠癌发病率与死亡率降低 1/3。郑树团队切实解决了人民群众最为关心的健康问题,推动了我国大肠癌防治事业的发展。

从海宁地区大肠癌普查与干预到长期跟踪随访及"量化高危因素序贯筛检方案"的形成,充分展现了郑树教授在大肠癌防治工作中的社会责任感与担当意识,以及严谨求实的科学态度与敢于探索的创新精神,引导医学生在掌握理论知识和临床技能的同时,主动关注社会公共健康问题,救死扶伤,甘于奉献,为实现"健康中国 2030"贡献自己的力量。

【融入的思政元素】

1. 人格修养:救死扶伤、甘于奉献。
2. 家国情怀:理想信念、勇于担当。
3. 求是创新:严谨求实、科学创新。

参考文献

郑人高义,树木树人——记《实用肿瘤杂志》荣誉主编郑树教授[J].实用肿瘤杂志,2020,35(5):I0001-I0002.

(毛峥嵘)

第五节　心脏病理学:疑难复杂案件的克星徐英含教授

【教学内容】

心脏疾病是严重威胁人类健康,特别是 50 岁以上中老年人的常见病,具有高死亡率的特点。目前,心脏疾病包括先天性、后天性两大类。本节重点讲述后天性心脏病:①冠状动脉粥样硬化性心脏病(冠心病,CHD)的概念、基本病变、类型及并发症;冠心病的类型有心绞痛、心肌梗死、心脏破裂,其中心肌梗死为心肌的局部或弥漫性坏死,包括薄层梗死和透壁性梗死。②风湿性心脏病的发病机制、基本病变、类型及病变特征。③感染性心内膜炎的类型、病因、病理特点及并发症等。

【课程思政教学设计】

在讲授心脏疾病时,通过徐英含教授的事迹进行课程思政教学设计。通过探讨冠心病的概念、类型、心肌梗死的病变特点及并发症,引导医学生辩证看待情绪与心脏疾病之间的密切联系,加深他们对心脏病理的理解,促使他们在未来的医疗实践中不畏艰辛,甘于奉献,培养医学生敬佑生命和严谨求实的精神品质。

徐英含,1926 年出生于浙江萧山,1952 年毕业于浙江医学院。1953 年在新中国第一批全国法医高级师资训练班结业后分配回母校工作。回母校后立即投入病理、法医工作,并开设法医学课程,探索法医病理学解剖内容和教学改革等活动,做了许多开创性且卓有成效的工作,对病理学、法医学教学工作产生了深远的影响。他常说:"我是做尸体解剖的,不能怕辛苦,要非常仔细,非常慎重。因为这牵扯到死者的死因。一定要以事实为依据,稍微偏颇一点都不行。看到什么,记录什么,证实什么,都要实事求是,不能被其他事物所左右。"朴实的语言反映出他对病理学及法医学求真务实的工作态度。由于他在法医病理方面的卓越贡献,徐英含教授在国内病理、法医学界享有盛誉,曾参与多起重大案件的病理解剖鉴定,是享受国务院特殊津贴专家。2018 年 10 月,中华医学会病理学分会为徐英含教授颁发了"中国病理事业终身成就奖"。

在心脏疾病中,冠心病是威胁人类健康的常见慢性疾病,可引起冠脉管腔狭窄或阻塞,造成心肌缺血、缺氧或坏死,最终可导致急性心力衰竭或心律失常甚至引发猝死。其临床表现有心绞痛、心肌梗死和心源性猝死。它的发生往往有诱发因素,比如激动、争吵、劳累、紧张、轻微外伤等,但也可在夜间睡眠中猝死。

某年某日,一名女教师被发现死在自己宿舍床上,全身赤裸、身上有几处伤痕。当地公安部门法医初步检验认为,该女子是因心脏疾病导致急性心肺功能衰竭而死,属于正常死亡。但其家人对死亡原因存疑,拒绝火化尸体。后经两家医科大学鉴定中心鉴定认为,其心肺功能衰竭的说法证据不足,该女子应该属于非正常死亡。由于此案件受到广泛关注,几次鉴定结果不完全相同,给案件审理带来一定难度。徐英含临危受命,与其他专家组成专家组,对死者遗体进行了第五次鉴定。由于尸体存放时间较长,此时尸体虽然浸泡在福尔马林固定液中,但还是发生了高度腐败,散发出腐败的臭味,全身皮肤均有霉菌斑。在此种情况下徐英含不顾霉变、腐败尸体对身体的影响,积极投入工作,他多次仔细查看尸体皮肤损伤情况,对损伤范围、损伤特征、损伤部位严格测量并认真记录、绘图和取材。镜下观察心脏病理变化,发现部分心肌细胞深染、肌浆凝集,左心室室间隔侧心内膜下见心肌间质灶性出血,符合原有心脏病病理学特征。经查找参考资料并多轮专家讨论,大家意见还是难以达成统一,最后他力排众议,从心血管疾病发生、发展及损伤的作用等方面阐述了自己的观点,最终得出该女子系在原有潜在心脏病的基础上,因轻微外伤及情绪因素促发了死亡。此结论不仅得到专家的认可,也得到死者家人及社会的高度认可,法院依据此报告作出终审裁定。自此,这例轰动全国的疑难复杂案件终于尘埃落定。

徐英含教授如今已近百岁高龄,仍然在发挥余热,为病理学及法医学事业奉献自己的力量。他对事业精益求精、不畏艰辛、甘于奉献、严谨求实的精神永远值得医学生学习。

【融入的思政元素】

1. 人格修养:敬佑生命、甘于奉献。
2. 求是创新:辩证思维、严谨求实。

参考文献

石秋念. 中国法医学家——徐英含教授[J].法律与医学杂志,1998,4:147.

（马丽琴）

第六节　呼吸系统肿瘤病理学:鼻咽癌研究领域的开拓者梁伯强院士

➲【教学内容】

呼吸系统作为人体与外界进行气体交换的关键通道,其是否正常对于生命的维持至关重要。呼吸系统肿瘤病理学研究,主要包括其发病机制、发病原因、病变类型、转移途径及预后等。本节主要授课内容包括:①肺癌的病因、发病机制、诱发因素、临床病理类型、转移途径及预后等;②鼻咽癌的发病原因、发病机制、诱发因素、组织学类型、转移途径及预后等。鼻咽癌是鼻咽部上皮组织发生的恶性肿瘤。早期鼻咽癌常表现为局部黏膜粗糙或略隆起,或形成小结节,随后可发展成结节型、菜花型、浸润型和溃疡型肿块;组织学类型主要是鳞癌、腺癌和黏液腺癌。

➲【课程思政教学设计】

在讲授呼吸系统肿瘤病理学理论知识时,结合梁伯强院士关于鼻咽癌发生学的科研育人案例进行课程思政教学设计。在人格修养和求是创新层面,培养医学生敬佑生命、严谨求实、不断创新的求是精神。通过本案例,不仅告诉医学生需要掌握扎实的专业知识,还要对医学科学葆有追求卓越和科学奉献的精神,激励他们增强职业道德和社会责任感,鼓励他们为祖国医学事业贡献力量。

梁伯强是中国科学院院士、医学教育家、中国病理学奠基人之一。1899 年,梁伯强生于广东梅县。1922 年毕业于上海同济大学医学院,随后赴德国留学,1925 年获慕尼黑医科大学博士学位。1932 年起在广州国立中山大学医学院从事病理学教学及诊断工作。梁伯强毕生从事医学教育和病理学研究,培养了大批优秀的病理学人才。他对鼻咽癌开拓性的研究,蜚声国际,为发展我国病理学事业作出了重大贡献。

梁伯强通过多年研究实践深刻认识到,要建立我国的病理学必须有自己的病理学资料。为此,他特别强调开展尸体解剖研究。他认为只有把教学、尸体解剖和科学研究密切结合起来,病理学才能得到发展。因此,他经常指导学生进行尸体解剖和科学研究,并耐心向社会、死者家属反复宣传尸体解剖的医学价值,鼓励人们死后捐献遗体。抗战期间,尽管处境艰难,他仍坚持进行尸体解剖,保证了病理学教学的需要。至 1965 年,中山医学院病理教研室的尸体解剖总数已达 7 000 多例,居全国首位,成为病理教学和科研十分宝贵的资料。

鼻咽癌在我国广东、广西、福建等地区,特别是广东珠江三角洲和西江流域发病率最高,有明显的地域性。1959 年,梁伯强在国内率先开展对鼻咽癌的研究。他明确提出把鼻咽癌研究作为中山医学院的科研重点,一方面派人出国进修,另一方面建立从基础到临床的研究机构,相继成立了鼻咽癌病因室、病理形态室、药物研究室、流行病学室,并在附属医院组建肿瘤科。鼻咽癌研究小组在他的指导下,首创在尸体上完整取出鼻咽部组织的解剖方法,这为研究鼻咽癌的组织发生学和早期癌创造了条件。在研究中,他发现"肿瘤间质状态是机体抵抗力(即免疫功能状态)的反映,间质在一定程度上可以限制肿瘤的发展",从而在国际上首先提出"肿瘤间质反应"这一新概念,并进一步提出"一切事物,当然也包括我们所研究的肿瘤、机体与肿瘤、肿瘤实质与间质是互相联系、互相制约的"科学论断,现已被肿瘤免疫学研究的资料所证实。1962 年,在莫斯科第八届国际肿瘤大会上,梁伯强报告了《鼻咽癌的组织学类型、生物学特性和组织发生学的研究》论文,首先在国际上提出鼻咽癌的组织学分类,详细描述各类型鼻咽癌的病理组织学特点和组织发生,阐明了不同组织学类型有不同的生物学特性,论述了肿瘤实质和间质的互相关系,肿瘤间质对肿瘤实质的发生、发展和分化的影响。这一科学论断受到国际肿瘤学家的赞同,此文与《鼻咽癌发生学的研究》至今仍被视为鼻咽癌病理组织学研究的经典性文献,也是鼻咽癌研究者的重要参考依据。

【融入的思政元素】

1. **人格修养**:敬佑生命。
2. **求是创新**:严谨求实、科学创新。

参考文献

[1] 陈燕华. 我国鼻咽癌研究的开拓者——梁伯强[J]. 广东史志,1998,1:45-46.

[2] 中国病理学开创人之一——梁伯强[EB/OL].（2021-12-31）[2024-09-22]. https://www.kepuchina.cn/article/articleinfo? business_type=100&classify=0&ar_id=265787.

（马丽琴）

第七节　消化腺病理学:胰腺癌病理诊断"金标准"的开拓者刘彤华院士

【教学内容】

消化腺包括大消化腺和小消化腺,前者由唾液腺、肝、胰组成,后者含胃腺、肠腺等。本节主要内容包括:①病毒性肝炎、肝硬化的概念、病因、类型、病理变化特点及临床病理联系;②肝癌的常见诱发因素、类型、病理学特点、扩散途径;③胰腺炎的病因、类型、病理学特点;④胰腺癌的类型、病理学特点、扩散途径等。胰腺癌发病率虽然较其他消化腺肿瘤低,但由于其诊断较困难,预后较差,被医学界称为"癌中之王"。

➲【课程思政教学设计】

在讲授消化腺病理学理论知识尤其是胰腺癌时,以刘彤华院士从事恶性肿瘤病理诊断及基因治疗研究的案例为切入点进行课程思政教学设计。在人格修养和求是创新层面,培养医学生甘于奉献、追求科学创新的精神,强调仁心仁术,努力为患者解除病痛。通过本案例,不仅使医学生深入理解专业知识,而且培养他们对医学事业的责任感和使命感。

刘彤华是我国著名病理学家、医学教育家、中国工程院院士、北京协和医院病理科教授。她从事病理学事业60余年,签发的报告达30万份之多,经她签发的任何一个病理报告都有明确的诊断,体现出干练、精准、坚定、果敢的"刘氏"风格,她的诊断被誉为全国病理诊断的"金标准"。

刘彤华,1929年出生于江苏无锡,曾就读于上海圣约翰大学医学院。1952年,刘彤华响应国家号召到北京协和医学院病理高级师资班进修,按照当时的规定,所有的医学生只能报基础学科,这让从小立志要做医生的刘彤华有些失望。但她没有气馁,"既然不能选择临床,那就选与临床离得最近的学科吧。"于是她选择了介于基础与临床之间的病理学专业,成为北京协和医院病理科的一名病理学工作者。

工作初期,由于人手不够,刘彤华不仅要诊断切片,而且要亲自做技术员的工作。每天一大早,她总是第一个到达医院,包埋蜡块,便于技术员上班后切片,以节省时间。遇上疑难病例,她经常晚上加班,反复查阅资料。刘彤华亲自参加每一例尸检,她把尸检大体标本和组织蜡块全部编号保存。20世纪80—90年代,她制作了一套包含十多个系统的国内首份教学幻灯片,惠及全国各地病理科。

刘彤华院士一直致力于恶性肿瘤的病理诊断及基因治疗研究,尤其是胰腺癌的诊疗。进入21世纪,医学发展进入到个性化医疗的时代,刘彤华院士认识到肿瘤靶向治疗的发展前景,建立了我国第一个分子遗传病理实验室,在国内最早开展对不同恶性肿瘤的靶向基因检测,为恶性肿瘤的确诊提供了可靠的基因检测依据。曾有一位来自外地的10岁女孩因发热、胰头肿块被当地医院怀疑为胰腺癌。为了明确诊断,一家人来到北京求医,最后找到刘彤华院士。她先后三次为该女孩仔细复查病理切片并进行多种染色,认真观察切片和询问相关症状,最终明确诊断为重度胰腺炎。2001年元旦,刘彤华院士收到这位女孩的母亲寄来的贺卡,感谢为她女儿摘掉了癌症的"帽子",使她免受了放疗之苦。

刘彤华院士不仅是一位病理工作者,还是一位教育家。截至2017年,刘彤华院士先后培养了数十名博士、硕士研究生,一直为北京协和医学院研究生、本科生及病理科进修生授课,可谓桃李满天下。刘彤华院士把博大精深的理论知识,与自己多年积累的丰富临床经验相结合,毫无保留地教授给学生,使这一较为枯燥的学科成为学生们最喜欢的课程之一。她认为,想要成才必须"勤动手、肯吃苦、戒浮躁、求新知",其中她尤为看重"求新"和"戒躁",因为科学的本质是创新,如果不能获取新知识,契合时代脉搏,思维就会永远停留在陈旧的过去,不可能做出骄人的业绩。

刘彤华院士一生"以显微镜为伍、放大镜作伴,窗外万事不纷扰,一心一意做诊断"的精神,永远激励医学生甘于奉献、敢于进取、科学创新。这样的精神不仅体现了对医学事业的执着,也为医学生树立了榜样,激励他们在未来的医疗实践中,始终保持严谨的科学态度和无私的奉献精神。

➡ 【融入的思政元素】

1. 人格修养:甘于奉献、仁心仁术。
2. 求是创新:科学创新。

➡ 参考文献

[1] 段文利,梁智勇,董琳,等.刘彤华 七厘米载玻片上的医学人生[J].中国卫生人才,2018,11:70-73.

[2] 王志永,刘彤华,崔全才,等.胰腺癌的基因诊断[J].中华病理学杂志,1994,23(5):270-273.

[3] 刘彤华.胰腺肿瘤的病理学研究进展[J].中华病理学杂志,1995,24(4):221-224.

(马丽琴)

第八节 泌尿系统病理学:肾病超微病理学的开创者武忠弼教授

➡ 【教学内容】

泌尿系统包括肾、输尿管、膀胱和尿道,其功能是将人体代谢过程中产生的废物和毒物通过尿液排出体外以维持体内环境的相对稳定。本节主要讲授:①肾炎的病因、类型、病理变化及临床病理联系,其主要类型包括急性弥漫增生性肾小球肾炎、快速进行性肾小球肾炎、膜性肾病等;其发病机制包括免疫复合物沉积、炎症细胞浸润等。②肾盂肾炎的病因、类型、病理变化及临床病理联系;包括急性肾盂肾炎和慢性肾盂肾炎,肾盂肾炎的临床症状和诊断方法。③泌尿系统肿瘤的病理特点、类型及病理学诊断要点,泌尿系统常见肿瘤包括肾癌、膀胱癌等。

➡ 【课程思政教学设计】

在讲授泌尿系统疾病病理学诊断时,以武忠弼教授在肾病超微病理学中的贡献为例进行课程思政教学设计。在人格修养和求是创新层面,培养医学生爱岗敬业、甘于奉献的职业道德,树立严谨求实、追求科学创新的精神,激励他们不断提升临床病理诊断和治疗的技术水平,树立一切以患者为中心的服务意识,帮助他们更好地理解医学的使命与责任,提高他们成为优秀医疗专业人才的决心与能力。

肾脏疾病在临床上多见于感染后,如果不能及时确诊治疗,可引起严重后果。对于肾病的诊断基于其发病机制,迄今已经明确多种肾脏疾病发病于免疫复合物的沉积。确诊何种类型的肾病,对治疗极为重要。免疫复合物沉积必须借助超微病理学的技术即电镜诊断,这一技术的运用就是始于超微病理学的开创者武忠弼教授。

武忠弼教授是我国著名的病理学家、医学教育家、德国自然科学院院士。武忠弼1919年生于安徽定远县,1939年以优异的成绩被国立同济大学医学院录取,1945年毕业后留校任教,先后担任病理学助教、讲师。1959年,武忠弼赴德国洪堡大学进修电子显微镜技术,回国后积极推动中德医学合作,组织了全国第一届电子显微镜技术学习班,从而结束了我国医学院校无电镜的时代,开创了电镜医学领域运用的新纪元。

疾病的病理诊断结果是临床治疗的主要依据。在对肾脏疾病的诊断中,光镜下的特点常常不能准确反映其病因和发病机制,于是武忠弼教授主张应用电镜技术作为肾病诊断的技术,使肾脏疾病的确诊有了飞跃式发展,许多肾病患者得以确诊并治愈。他还积极运用电镜技术进行大量科学研究,以防治多发病、常见病为重点,逐步创立和发展了超微病理学。1988年,武忠弼当选德国自然科学院院士。在半个多世纪的职业生涯中,他主编、主译及合编专著20余部,发表专业论文180余篇,医学科普文章数十篇;主编有《中华外科病理学》《超微病理学基础》《超微病理诊断学》等;主持翻译了《里德病理学》;主编的卫生部规划教材《病理学》(第二、三、四版)获原国家教委全国高校优秀教材奖。

武忠弼教授不仅是一名病理学专家,还是一位病理学教育家。他非常重视人才培养,终其一生为研究生、本科生传授知识,对中青年医生和教师传授病理诊断技术、悉心培养。2007年3月6日,武忠弼教授因病住院并接受了手术。此后的半年,他拖着羸弱的病体仍继续工作。随着病情的日益加重,他时常陷入昏迷。就在去世的前两天,他还在为学生们上课。

武忠弼教授一生追求真理、诲人不倦,为病理学的发展鞠躬尽瘁。他的事迹激励医学生不断进取、甘于奉献、严谨求实,成为他们学习和成长过程中值得效仿的榜样,使他们更加坚定对医学事业的热爱与责任感,努力成为卓越的医疗专业人才。

◉【融入的思政元素】

1. 人格修养:甘于奉献。

2. 求是创新:严谨求实、科学创新。

⊃ 参考文献

［1］韩光,张宇舟.中国当代医学家荟萃［M］.长春:吉林科学技术出版社,1989.

［2］卢刚,王钢.德源中华 济世天下:同济医学院故事集［M］.武汉:华中科技大学出版社,2017.

（马丽琴）

第八章

病理生理学课程思政案例

病理生理学旨在探究疾病的发生原因与发展机制,重点关注疾病过程中功能和代谢的异常变化,揭示疾病的本质,并为诊断、治疗和预防提供坚实的理论依据。随着现代医学的不断进步,精准把握疾病的机制已成为有效诊疗和防控的关键。作为连接基础医学与临床实践的重要桥梁,病理生理学不仅帮助医学生掌握分析疾病成因、症状、体征及实验室指标变化的方法,为临床诊断与治疗提供理论支持,而且培养他们从临床现象中提出科学问题的能力,通过现代研究手段探究疾病机制,不断推动生物标志物和药物靶标的发现,为精准医疗奠定基础。课程通过真实病例分析和医学前沿研究,引入历史经典案例、现代医疗技术与患者故事等元素,帮助医学生在学习中体会医学的社会责任和人文关怀,培养他们的家国情怀、国际视野与创新精神,激发他们对医学事业的热爱与探索。

第一节 酸碱平衡紊乱:从气囊通气到诊疗规范的演进

⊙【教学内容】

酸碱平衡紊乱在临床上可导致机体内环境失衡,进一步加重病情的复杂性和严重性,严重时可危及患者生命。酸碱平衡的调节机制主要涉及酸碱缓冲系统、呼吸系统和肾脏的协同作用。其中,缓冲系统通过弱酸和弱碱的电离平衡抵抗 pH 的变化,呼吸系统通过调节二氧化碳排出量影响血液的 pH,而肾脏则通过泌酸和重吸收碳酸氢盐维持酸碱平衡。在四种单纯型酸碱平衡紊乱中,代谢性酸中毒和代谢性碱中毒分别由体内固定酸或碱性物质过多引起,HCO_3^-浓度的原发性变化是其特点。这种变化可引起肺通气发生代偿性改变,从而导致 $PaCO_2$ 的继发性变化。呼吸性酸中毒和呼吸性碱中毒则由呼吸功能的异常导致 CO_2 排出量改变,表现为 $PaCO_2$ 的原发性异常,此时肾脏通过排酸保碱功能进行代偿。

⊙【课程思政教学设计】

以酸碱平衡的临床诊断为例,通过历史上著名的医学案例和我国学者在酸碱平衡紊乱相关诊疗中的贡献进行课程思政教学设计。在人格修养层面,通过讲述哥本哈根脊髓灰质炎疫情中,医护人员和医学生长时间轮班手动通气,挽救了大批患者生命的案例,体现医护人员全力救治患者的职业素养和无私奉献精神。在家国情怀层面,通过介绍我国科学家和临床医生积极参与酸碱平衡紊乱相关疾病的诊治工作,承担在重大呼吸系统疾病诊疗中的责任,充分展示他们勇于担当的精神。中国医学界集体推动相关诊疗指南的编写,提升了国家的公共卫生水平,体现了他们对社会的高度责任感。在国际视野层面,哥本哈根的案例反映了全球医学领域互相学习和借鉴的精神。中国医学界通过诊疗指南和临床研究,积极参与全球酸碱平衡诊治领域的国际合作,推动了人类卫生健康共同体的发展。

20 世纪中期,医学领域对酸碱平衡的认识仍处于探索阶段,血气分析技术尚未完善。由于只能检测血液中的二氧化碳总浓度,医疗工作者在判断酸碱失衡类型时面临困境,特别是难以准确区分呼吸性和代谢性酸碱平衡紊乱。这种局限在呼吸系统疾病的诊疗中尤为突出。当患者因二氧化碳潴留出现呼吸性酸中毒时,其血液中碳酸氢盐水平的变化可能导致误诊为碱中毒,进而延误正确治疗。1952 年突发的脊髓灰质炎疫情,便暴露了这一认识不足在应对公共卫生危机中的严重后果。

1952 年 8 月,丹麦首都哥本哈根遭遇脊髓灰质炎疫情的突然袭击。在短短 4 个月内,约 3 000 例患者被送往医院,其中贝尔拉姆医院成为主要救治场所。病毒侵袭延髓导致 345 例患者出现严重的呼吸和吞咽肌肉损害,生命岌岌可危。由于当时的检测手段不足,医护人员只能依赖二氧化碳总浓度的数据来判断患者的代谢状态。在某些病例中,升高的二氧化碳水平被错误地归因于碳酸氢盐增加,从而误诊为碱中毒,而非呼吸性酸中毒。在疫情最严重的一个月里,31 例患者中有 27 人因此死亡。

在关键时刻,医护人员展现出崇高的职业素养,付出了巨大努力。麻醉师 Bjorn Ibsen 凭借勇气和智慧,提出了使用正压通气的创新治疗方法,打破了传统模式,迅速在临床中得到验证。他通过手动气囊通气成功挽救了一例 12 岁女孩的生命。此举不仅开启了呼吸衰竭治疗的新篇章,还激发了 1 500 位医学生参与到手动通气的工作中,持续数月,累计操作时间达 165 000 小时,最终挽救了 120 余例患者的生命。这场与死神赛跑的救治行动,深刻影响了全球医学界对脊髓灰质炎及其并发症的认识,并推动了酸碱平衡评估技术的进一步发展(图 8-1)。

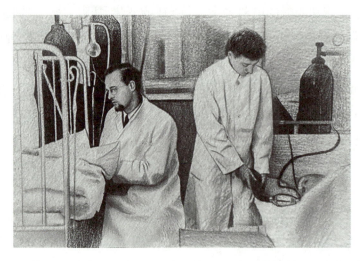

图 8-1　医护人员和医学生在哥本哈根的贝尔拉姆医院手动给脊髓灰质炎患者通气

疫情过后,哥本哈根的科学家提出了"碱剩余"概念,为临床医生提供了一种简化的代谢成分评估方法,显著提高了酸碱失衡诊断和治疗的准确性。与此同时,这场疫情催生了重症监护室(ICU)的概念,将呼吸衰竭患者集中管理,为现代重症医学的发展奠定了基础。通过这些开创性的举措,酸碱平衡知识和重症监护理念迅速传播,成为救治危重症患者的重要工具。

在全球医学界共同努力的背景下,我国科学家和临床医生也在这一领域不断探索和创新。通过多年的科研与临床实践,他们为全球呼吸系统疾病的诊治作出了重要贡献。近年来,我国发布了《急性呼吸窘迫综合征患者机械通气指南(试行)》和《慢性阻塞性肺疾病诊治指南(2021年修订版)》,为酸碱平衡紊乱的临床评估和治疗提供了详尽方案。在急性呼吸窘迫综合征(ARDS)患者中,低潮气量通气策略不仅显著降低了机械通气引发的肺损伤风险,而且通过精确调控通气参数,避免了过度通气导致的呼吸性碱中毒,从而更好地维持酸碱平衡,显著提高了患者的存活率。对于慢性阻塞性肺疾病(COPD)患者,临床上注重调节通气参数,防止肺过度充气和二氧化碳潴留,以减少呼吸性酸中毒的发生,并改善患者的呼吸功能和存活率。这些诊疗指南展示了中国医学界在酸碱平衡领域的进步,体现了科学家们对提升诊疗水平的持续追求。通过优化通气策略和精准控制酸碱平衡,中国的医学实践显著改善了患者的预后,减少了并发症的发生。

这场从危机应对到诊疗创新的历程,不仅展现了医学界"救死扶伤、甘于奉献、勇于担当"的精神风貌,而且凸显了医护人员面对挑战时的社会责任感。在全球共同努力的背景下,国际合作推动了重症监护和酸碱平衡领域的跨越式发展。中国医学界积极参与这一进程,通过持续探索和创新,为解决全球医学难题贡献了"中国智慧",体现了促进人类健康事业发展的责任与担当。

❥【融入的思政元素】

1. **人格修养**:救死扶伤、甘于奉献。
2. **家国情怀**:勇于担当、社会责任感。
3. **国际视野**:国际合作。

❥ 参考文献

[1] BEREND K. Diagnostic use of base excess in acid-base disorders [J]. N Engl J Med,2018,378(15):1419-1428.

[2] 中华医学会呼吸病学分会呼吸危重症医学学组.急性呼吸窘迫综合征患者机械通气指南(试行)[J].中华医学杂志,2016,96(6):404-424.

[3] 中华医学会呼吸病学分会慢性阻塞性肺疾病学组,中国医师协会呼吸医师分会慢性阻塞性肺疾病工作委员会.慢性阻塞性肺疾病诊治指南(2021年修订版)[J].中华结核和呼吸杂志,2021,44(3):170-205.

(沈　静)

第二节　缺氧:"马背院士"吴天一与高原医学研究

⊙【教学内容】

缺氧是指组织氧供减少或不能充分利用氧,导致组织代谢、功能和结构异常变化的病理过程。临床上,通过血气分析测定血氧分压、血氧容量、血氧含量和血氧饱和度等血氧指标,可以反映组织的供氧和用氧情况。根据病因和血氧变化特点,缺氧一般可分为低张性缺氧、血液性缺氧、循环性缺氧和组织性缺氧4大类。缺氧可引起机体呼吸、血液、循环和神经各系统的功能和代谢改变,其影响的程度与后果,取决于缺氧发生的速度、程度、部位、持续时间以及机体的功能代谢状态等。轻度和慢性缺氧主要引发机体功能代谢的代偿性反应,而重度和急性缺氧则以损伤性反应为主。治疗缺氧的主要原则应针对其根本原因,并采取措施以改善组织的氧气供应和利用,纠正缺氧状态。

⊙【课程思政教学设计】

以讲授缺氧对机体影响为例,通过"马背院士"吴天一教授的高原医学研究进行课程思政教学设计。在人格修养和求是创新层面,吴天一教授在青藏高原地区艰苦奋斗,面对极端环境和身体挑战,坚持科学研究,提出国际标准的高原病防治措施,全心全意服务人民,促进了民族团结和地区发展;他的工作不仅在国内得到认可,而且具有国际影响力,体现了广阔的国际视野和为全球健康事业贡献力量的胸怀。通过本案例,医学生可以更好地理解作为医疗工作者的职责所在,以及在全球化背景下,如何将个人的发展与国家和人类的命运紧密相连,从而在未来的医疗工作中发挥更大的作用;激励医学生继承和发扬前辈的科研精神,追求科学真理,勇于探索未知,增强他们的民族自信心和自豪感,鼓励他们为提升我国在高原医学领域的研究水平而努力。

在高原地区,由于海拔高度增加,大气压和氧分压降低,容易引发高原病。高原病是指由于急性或慢性暴露于高海拔环境中而引起的一系列症状和疾病,主要包括急性高原病(如高原肺水肿和脑水肿)和慢性高原病(如高原肺动脉高压)等。"马背院士"吴天一在面对青藏高原这一特殊环境中出现的健康问题时,展现了卓越的科研精神和使命感。他一生致力于高原医学研究,提出了一系列高原病防治措施,显著降低了急性高原病的发病率,创造了世界医学奇迹。

20世纪50年代末,许多青年为了国家建设而远赴青海省,却在高原环境中遭遇了严重的健康问题。当时,由于对高原病认识不足,这些问题被误认为是普通的肺炎或肺充血,许多建设者相继病倒,甚至献出了宝贵的生命。面对医学界对高原病知识的空白和国际学术界在此领域的主导地位,吴天一挺身而出,决定攻克高原病这一难题。他毅然投身于高原医学研究,深入探索青藏高原缺氧、低压的环境对人体健康的影响,致力于找出高原病的致病原因并制定出有效的预防和治疗方案。通过他的不懈努力,他不仅为高原病的防治工作作出了巨大贡献,也为国际高原医学研究领域提供了宝贵的中国方案。

1978年,吴天一与同事共同创建了全国第一家高原医学研究所,并在1979—1992年间主持了一项历时十余年的高原病大调查,涵盖了数万人的调查范围,系统地记录了高原病的流行病学特征和影响因素。吴天一系统研究了青藏高原上的各种急、慢性高原病,研究范围覆盖了从流行病学、病理生理学到临床医学等多个学科领域。他的研究成果不仅为国内高原地区居民和官兵的健康保障提供了科学依据,而且在国际上推动了高原医学的发展。2005年,他的贡献被国际高山医学协会认可,他提出的"青海标准"成为国际上高原病防治的重要参考,为全球高原地区的健康管理提供了宝贵的经验和指导。

在青藏铁路建设的过程中,他领导制定了多项科学的高原医学应对措施,保障了建设者的健康和安全,成就了世界医学史上的奇迹,被称为"生命的保护神"。青藏铁路沿线大部分地区海拔超过4 500米,这种高寒缺氧环境对铁路建设者的健康构成了严峻挑战。吴天一不仅将高原病的自我判断方法编入科普手册,普及到每一个筑路工人手中,而且亲自带领医疗团队深入工地,开展实地指导和研究。他们研发了以藏药为主的红景天等致适应剂,并提出了"三高三低"急救措施,有效降低了急性高原病的发病率(从建设初期的9.8%降至1%以下)。吴天一的研究和实践不仅保障了青藏铁路的顺利建设,而且为全球高寒缺氧地区的劳动健康管理提供了重要的经验和指导,展示了高原医学在极端环境下的应用潜力和价值。

六十多年里,吴天一从昔日的青年医生,变成了如今的耄耋老者。他将自己的大半辈子都献给了低氧生理和高原医学研究,成为一名真正的"高原人"。凭借着大无畏的精神和严谨的治学态度,吴天一院士和他带领的科研团队在高原医学领域屡立战功,使得中国的高原医学研究迈入了世界前列。

从吴天一的事迹中,医学生能够感受到其崇高的人格修养。他带领团队探讨缺氧环境对生命的影响,体现了对生命的敬佑;他对高原疾病患者的关怀与长期康复策略的制定,展现了其仁心仁术和强烈的社会责任感;他带领团队了解高原反应的常见症状,讲解如何通过药物和行为改变降低高原反应发生率,并针对高原医学进行专业人员培训,体现了科研人员严谨求实的精神。此外,吴天一及其团队针对高原特点进行氧气供应系统的设计与实施,体现了学无止境的科学创新精神。这些事迹不仅激励医学生追求卓越,也鼓励他们严谨求实、科学创新,为改善人类健康贡献力量。

⟳【融入的思政元素】

1. 人格修养:敬佑生命、仁心仁术。
2. 求是创新:严谨求实、科学创新。

⟳ 参考文献

林玫. 高原医学奠基人——访中国工程院院士、青海高原医学科学研究院院长吴天一[J]. 中国医药科学,2011(13):1-3.

(刘云华)

第三节　发热:华山感染三个诊断找"元凶"

➲【教学内容】

发热是指机体在内生或外生致热原的作用下,通过体温调节中枢将体温调定点上移,引起体温升高的一种复杂的病理过程。过热是各种原因导致体温调节障碍而引起的被动性体温升高。外生致热原包括病原微生物的产物(如细菌内毒素、病毒颗粒、真菌毒素等)和体内产物(如抗原抗体复合物)两大类。内生致热原指各种细胞在外生致热原的作用下产生和释放的具有致热活性的细胞因子,如白细胞介素-1、干扰素和肿瘤坏死因子等。当体温调定点上移后,机体通过一系列机制主动增加产热(如寒战和增加代谢)和减少散热(如皮肤血管收缩和减少出汗),从而使体温升高。发热会提高基础代谢率,增强免疫系统的活性,加速病原体的清除,但长期高热可引起脱水、电解质失衡和组织损伤等不利影响。发热治疗的一般原则是针对病因治疗,低热患者可不急于解热,而高热患者应及时药物治疗和物理降温。

➲【课程思政教学设计】

以讲授不明原因发热中发热激活物这一复杂医学难题为例,通过引入复旦大学附属华山医院(以下简称华山医院)感染科医生在处理不明原因发热病例时的临床问诊、科学探究及诊疗过程,展示如何查明病因并实施有效治疗,从而进行课程思政教学设计。在人格修养层面,介绍医生在研究不明原因发热中,面对病情反复且治疗无效时,始终不放弃,积极寻找原因和对策,把患者的生命放在首位,体现了医者仁心和对生命的敬佑。在求是创新层面,介绍医生在面对复杂病因的情况下,始终保持科学的态度,深入追寻病因,体现了严谨求实的科学精神;不盲目依赖初步诊断,强调解决不明原因发热问题需要多学科的合作,包括感染病学、免疫学、肿瘤学等,通过实际案例展示多学科合作的重要性,体现了不盲从盲信的批判精神和辩证思维,以此培养医学生的团队合作意识,培养医学生敬佑生命、求真务实的精神。

2015年9月,64岁的患者江大伯平静的生活被一次持续的发热打破。几天的高热、畏寒和咳嗽在江大伯的理解中不过是秋冬季节常见的小病,抱着"挂几天水就能好"的心态,江大伯在家人的陪同下,前往当地医院就诊。没想到一次普通的就医,拉开了他与病魔长达近两年的斗争序幕。

当地医院的医生为患者做完一系列检查后,发现肺部CT影像显示其右肺中下部位有多个团片状白影,并且肺门和纵隔淋巴结肿大,初步怀疑是感染性疾病。医生根据临床经验,决定先进行抗感染治疗。几天后,患者的体温恢复正常,但他的咳嗽和咳痰症状依然没有得到缓解,胸部CT复查显示病灶没有明显改善。这一情况让医生陷入了思索:这并非简单的感染。为了查明病因,患者家属决定将患者转诊至上级医院。上级医院的医生怀疑患者可能是罕见的肺隐球菌感染。经过会诊,初步诊断为"肺隐球菌病",患者开始接受氟康唑抗真菌治疗。一段时间的治疗后,患者的体温逐渐恢复正常,病灶似乎缩小了一些,家属和医生都松了口气。然而,好景不长,几个月后患者再度出现低热和咳嗽,且复查胸部 CT 显示病灶不但没有好转,反而增多增大。医生推测可能是合并了细菌感染,再次调整了治疗方案。尽管体温得到控制,但患者的病情仍旧反复,让医生们开始对最初的诊断产生怀疑。

2016 年 5 月,患者再次因胸闷、发热加重而住院,胸部 CT 显示右胸腔大量积液,医生怀疑真菌感染复发。面对反复无效的治疗,家属带患者前往华山医院感染科门诊就诊。主治医生黄玉仙教授带领她的团队成员,深入追查病因。在进行胸腔穿刺术后,医生发现患者的结核感染 T 细胞斑点试验(T-SPOT)的检查结果再次呈阳性,提示可能是结核感染。为了确认这一诊断,黄玉仙还取回了患者的肺穿刺标本进行重新检测,结果显示抗酸染色阳性,发现少量的分枝杆菌。这一发现推翻了最初"肺隐球菌病"的诊断,患者实际上患有"肺结核和结核性胸膜炎"。尽管误诊得到了纠正,患者的病情仍然反复,呼吸困难和大量白痰让他倍感痛苦。经过胸腔引流术后,患者症状暂时得到了缓解,但病程远未结束。就在治疗陷入僵局时,2016 年 7 月,黄玉仙教授团队决定使用分子测序技术进行更为精细的病原体分析,结果令所有人震惊——引发患者病情反复的罪魁祸首并非结核分枝杆菌,而是一种罕见的病原体:鼻疽诺卡菌。这是一种呈丝状的革兰氏阳性菌,因含有分枝菌酸成分,容易与结核分枝杆菌混淆。正是这个罕见病原体的存在,导致了患者之前的治疗屡屡失效。黄玉仙迅速调整了治疗方案,采用针对诺卡菌的抗生素治疗组合。随着时间的推移,患者的症状逐渐好转,体温恢复正常,咳嗽和胸闷也逐步消退。2017 年 2 月,患者复查时,胸部 CT 显示积液明显吸收,所有症状几乎完全消失。

回顾江大伯的整个治疗过程,从初诊"肺隐球菌病",到二次诊断"肺结核、结核性胸膜炎",再到三诊"鼻疽诺卡菌感染",最终确定发热"元凶"。在这起临床案例中,临床医生在面对病情反复和治疗无效时,始终保持科学的态度,深入追寻病因,不盲目依赖初步诊断,对于肺部影像异常的患者,在未获得明确的病原体鉴定前,临床医生没有轻易作出确诊,体现了仁心仁术、对生命的敬佑。在治疗效果不佳时,医疗团队不断深入思考,对初诊、二诊结果进行分析,体现了不盲从盲信的批判精神,与此同时积极运用新工具和新技术,查找资料,多方求证,最终找到病因,体现了辩证思维和严谨求实的科学精神。

▶ 【融入的思政元素】

1. **人格修养**:敬佑生命、仁心仁术。
2. **求是创新**:批判精神、辩证思维、严谨求实。

▶ 参考文献

乘风破"案"——华山感染疑难病例系列第㉖辑:唯一的真相[EB/OL].(2021-05-17)[2024-11-10].
https://mp.weixin.qq.com/s/c63hjLMFoC3o9LhCUfuMAA.

(刘云华)

第四节 应激：汶川地震后的心理援助

【教学内容】

应激指机体受到内外环境因素以及社会心理因素刺激时所出现的全身非特异性适应反应，这些刺激因素称为应激原。根据应激原的不同性质，应激可分为躯体应激和心理应激：前者为理化、生物因素所致，后者为社会、心理因素所致。应激是一个以神经内分泌反应为基础，涉及整体、器官和细胞等多个层面的全身性反应。当受到刺激时，机体通过下丘脑-垂体-肾上腺皮质轴和交感-肾上腺髓质系统的激活，释放糖皮质激素（如皮质醇）和肾上腺素等激素。这些激素调节心血管系统、代谢、免疫功能等生理过程，以帮助机体应对应激状态，维持内环境稳定。应激反应可以是短期的、良性的，也可以是长期的、不良的，后者可能导致应激性疾病（如应激性溃疡等）或应激相关疾病（如创伤后应激障碍等）。应激的处理应尽早消除或减轻应激原的影响，可适当补充糖皮质激素以度过危险期，心理支持和行为干预也是缓解应激的重要手段。

【课程思政教学设计】

以讲授应激及其心理行为反应为例，通过讲述汶川地震等自然灾害后的心理障碍问题以及志愿者吴坎坎的心理援助案例进行课程思政教学设计。在人格修养和家国情怀层面，吴坎坎面对巨大的灾难和庞大的受灾人群，积极投身灾后心理援建，体现了对生命的敬佑和大爱无疆的胸怀；他不断学习实践，不遗余力地牵头并成立了全国心理援助联盟，体现了勇于担当的精神和高度的社会责任感。本案例激励医学生学习医护人员和志愿者在灾后恢复中的奉献精神，加强他们的历史使命感和社会担当意识，鼓励他们在未来职业生涯中积极为社会作出贡献。

创伤后应激障碍（PTSD）是个体暴露于异乎寻常的威胁性或灾难性应激事件（如自然灾害、战争、强奸或其他犯罪活动）后，出现的一种持续且严重的应激相关疾病。2008年5月12日，四川省汶川县发生了里氏8.0级的强烈地震，受影响区域达到440 442平方公里，波及8个省、直辖市，这是自1976年唐山大地震后32年来发生在我国的最为严重的自然灾害。地震、洪水、泥石流等自然灾害不仅导致了大量人员伤亡和重大财产损失，而且对许多亲历者产生严重的心理影响，引发急性应激障碍、创伤后应激障碍和抑郁症等心理健康问题。心理援助志愿者吴坎坎在汶川地震后成为灾后心理重建的重要实践者，通过多年的努力和经验积累，不仅协助建立了专业的心理援助团队和联盟，而且深化了对灾后心理疏导工作的理论探索和实际应用。

汶川地震发生后，吴坎坎跟随导师来到灾区北川县，协助心理学专家工作。这次经历是他第一次近距离接触到大规模的死亡,也是他第一次意识到"心理学有用"。面对巨大的灾难和庞大的受灾人群,特别是丧亲家庭的悲痛欲绝,吴坎坎感到手足无措。然而,通过不断学习和实践,他逐渐掌握了与援助对象建立信任关系的技巧。在灾区内,他通过帮忙搬家等方式迅速与东方汽轮机厂职工建立了良好的关系,成功攻克了工作中的难关。这段经历不仅使他意识到心理学在灾难中的重要性,而且坚定了他在灾后心理援助领域继续前行的决心。

毕业后,吴坎坎成为全国极少数的全职灾后心理援助工作人员。为了避免"骚扰"灾区民众和"揭伤疤"等事件,他改进援助方法,不再直接使用问卷,而是通过建立信任关系让受灾者主动敞开心扉。在多年的援助工作中,吴坎坎发现太过亲密的关系可能对受灾儿童造成二次心理伤害,因而他和团队在与孩子们相处时始终保持专业距离。这些实践推动了我国灾后心理援助的专业化发展,吴坎坎带领团队研发了全国心理援助联盟心理援助技术平台,建成包含 38 万名受灾群众的多项生物与心理健康指标的数据平台,形成了系列研究报告,推动了中国灾后心理援助的理论和实践进步。

相比于众多成绩,吴坎坎更有成就感的是推动建立了一支长期致力于灾后心理援助的队伍。2015 年,吴坎坎牵头成立了全国心理援助联盟,聚集了许多有经验的专家和专业志愿者。截至目前,联盟已有 100 多名专家、65 家成员单位,并有 150 余位可随时调用的专业志愿者。联盟在灾难发生后,通过需求调研和与当地机构的联系,派出有经验的志愿者进行长期的心理援助工作。

近两年来,吴坎坎逐步从一线工作中抽离,转而站在更高层面思考心理援助的发展。他的目标是推动心理援助不仅成为应急响应的一部分,更要成为一个完整的学科,并促进国家政策在实际灾害应对中的有效落地。目前,国家层面陆续将心理援助纳入相关法律和应急预案中,如《中华人民共和国精神卫生法》和《汶川地震灾后恢复重建条例》,这些政策的制定为心理援助的发展提供了坚实的法律基础。吴坎坎强调未来的关键在于确保这些政策能够真正发挥作用,以有效支持灾区和其他应急情况下的心理健康需求。

吴坎坎在汶川地震后的心理援助工作,不仅帮助了灾区民众恢复心理健康,也推动了我国灾后心理援助事业的发展,体现了敬佑生命、大爱无疆的崇高品质,以及强烈的社会责任感。这种精神激励着医学生勇于担当,积极参与社会公益,为改善人类的心理健康和福祉而努力。

⊙【融入的思政元素】

1. 人格修养:敬佑生命、大爱无疆。
2. 家国情怀:勇于担当、社会责任感。

⊙ 参考文献

操秀英.11 年从无到有 他组建中国灾后心理救援队［N］.科技日报,2019-09-16(5).

(刘云华)

第五节　心功能不全：心力衰竭挑战下的中国实践

◉【教学内容】

心力衰竭是心功能不全的失代偿期，其核心特征是心脏泵血功能减弱，无法满足机体的日常代谢需求。心脏本身的病变是导致心功能不全的主要原因，包括心肌缺血、心肌梗死、心肌炎、心肌病、心脏瓣膜病、心律失常等。这些病变导致心肌收缩力下降、心脏舒张功能减退、心脏各部分舒缩活动不协调等，从而影响心脏泵血功能。心功能不全时，心脏通过加快心率、紧张源性扩张、增强收缩力以及心室重塑进行代偿。同时，心脏外部通过神经-体液调节机制的激活、血容量增加和血液重新分布等过程协同代偿。当心脏从适应性代偿发展为失代偿时，则发生心力衰竭。

◉【课程思政教学设计】

以讲授心力衰竭的防治与"无缺血"心脏移植手术为例，通过讲述心血管疾病的数据分析与医学创新案例进行课程思政教学设计。在家国情怀层面，引导医学生理解我国为应对心力衰竭这一公共健康挑战所作的努力。从启动心力衰竭中心建设项目到成立专家委员会，体现了国家在优化医疗体系、提升诊疗水平方面的坚定决心，这些举措展示了医学界将救死扶伤与爱国情怀紧密结合的使命担当。通过思考心力衰竭患者的医疗需求以及疾病对家庭和社会的影响，培养医学生主动承担社会责任的意识，激励他们将医疗工作与国家发展和人民健康紧密联系，践行爱国敬业的核心价值观。在求是创新层面，重点讲解我国成功实施"无缺血"心脏移植手术的创新历程。通过分析该技术如何解决了供心缺血损伤这一世界性难题，启发医学生认识到科学创新的重要性，培养他们勇于探索、不断突破的精神。

心力衰竭作为全球范围内的重大健康问题，在中国随着人口老龄化和慢性病发病率的上升而愈发严峻。这一疾病侵蚀着患者的身体健康，也给家庭、社会带来了沉重的负担。据《中国心血管健康与疾病报告2022》提供的数据显示，我国心力衰竭患者人数已高达890万。相比于2000年0.9%的患病率，2015年35岁及以上人群的患病率已上升至1.3%。这一跃升的数字背后，是数百万心力衰竭患者对长期医疗管理和治疗的迫切需求。

为了有效应对这一巨大的医疗挑战，我国在2016年启动了心力衰竭中心建设项目，并于次年成立了专家委员会。通过制定一系列诊疗标准和临床指南，国家力求优化心力衰竭的诊断流程，提高医疗服务质量，减轻患者痛苦。这一系列措施体现了国家对人民健康的高度重视，凸显了从政策层面到医疗实践层面的系统性支持，彰显了中国医学界在解决公共健康问题中的责任与担当。

与此同时，我国医学界不断探索和突破，以创新的技术和方法，为心力衰竭患者带来新的希望。2021 年 6 月,一场引人瞩目的手术在中山大学附属第一医院悄然展开。经过两年的研究和多次大动物实验,医院的器官移植团队完成了全球首例"无缺血"心脏移植手术,为心力衰竭患者的治疗开辟了全新道路。手术患者是一位名叫福伯的 67 岁老人,他因罹患扩张型心肌病且处于终末期,急需心脏移植。然而,患者严重的心力衰竭和肺动脉高压使传统心脏移植面临较高风险。团队经过反复研讨和全面评估,最终决定大胆尝试这一革命性技术,希望打破过去心脏移植手术的局限,为患者带来更好的预后。

随着合适供体的确认,手术团队迅速展开准备,将可能出现的每个细节反复推演,以确保手术过程无误。在手术过程中,供体心脏被保存在体外常温灌注系统中,在器官槽内有力跳动,维持着正常体温与血流。这与传统心脏移植的静态冷藏方法截然不同,使供心在整个过程中始终保持活性。在患者心脏切除后,外科团队迅速将供心移植入胸腔并完成吻合,整个过程一气呵成。历时 4 个半小时的手术结束后,患者转入重症监护病房,心电图和超声检查结果都显示出良好的恢复迹象:心脏射血分数从术前的 16% 提升至 78%,肺动脉压力明显下降,所有脏器功能也逐渐稳定。团队成员们松了一口气,他们知道,这不仅是一个人的重生,更是医疗领域的一次重要突破。

这场手术的成功标志着"无缺血"心脏移植技术的成熟。与传统手术相比,这种创新技术避免了因心脏停搏和冷保存导致的"缺血再灌注损伤"问题,可显著改善移植心脏的生理功能。这一突破性技术还使原本不被采用的边缘供心得以利用,大幅增加了可用供体的数量。它的临床意义不仅限于提高手术成功率和减少术后并发症,更重要的是为更多患者带来了生存的希望,并减轻了经济负担。随着这项技术的普及,"热移植"或许会取代传统的"冷移植",让更多患者受益于医疗科技的进步。

心力衰竭的防治不仅是医学领域面临的挑战,更关乎公共健康和社会稳定,需要多层面协调应对。从国家启动心力衰竭中心建设项目及专家委员会的成立,到全球首例"无缺血"心脏移植手术的完成,这些重要进展不仅展现了我国在科学创新与医疗服务质量提升上的突破,也彰显了医学界对社会责任感的坚守,以及国家对公众健康的高度重视。在满足患者日益增长的医疗需求的同时,医学事业更要求从业者具备专业技术与创新精神,肩负起敬佑生命和服务社会的责任,为重大疾病的防控提供科技支撑,为实现"健康中国 2030"目标贡献力量。

⊙▶【融入的思政元素】

1. 家国情怀:爱国敬业、社会责任感。

2. 求是创新:科学创新。

⊙▶ 参考文献

[1]中国心血管健康与疾病报告编写组. 中国心血管健康与疾病报告 2022 概要[J]. 中国循环杂志,2023,38(6):583-612.

[2]心血管健康联盟,中国老年医学学会心电与心功能分会,心衰中心联盟专家委员会. 中国

心衰中心联盟心力衰竭医疗质量报告（2022年）[J].中华全科医师杂志,2023,22(6):557-568.

[3] YIN S L,RONG J,CHEN Y H,et al. Transplantation of a beating heart:A first in man [J]. The Lancet Regional Health-Western Pacific,2022,23:100449.

（沈　静）

第六节　肺功能不全:胸闷背后的奥秘

⊙【教学内容】

肺功能不全严重时可导致呼吸衰竭。呼吸衰竭指由各种原因引起肺通气和(或)换气功能严重障碍,以致在静息呼吸状态,吸入空气时,出现低氧血症(PaO_2降低)伴有或不伴有二氧化碳潴留($PaCO_2$增高),从而引起机体一系列病理生理改变和临床表现的综合征。根据动脉血气特点,呼吸衰竭可分为Ⅰ型(低氧血症型)和Ⅱ型(高碳酸血症型);根据病程长短,呼吸衰竭还可以分为急性和慢性两类。呼吸衰竭的发病机制主要包括肺通气功能障碍和肺换气功能障碍。肺通气功能障碍可由限制性通气障碍(如呼吸肌活动障碍、肺和胸廓的顺应性降低等)和阻塞性通气障碍(中央性或外周性气道阻塞)引起。肺换气功能障碍则是由气体弥散障碍、肺泡通气与血流比例失调以及解剖分流增加引起。

⊙【课程思政教学设计】

以沈华浩教授在哮喘研究中的创新实践为例,通过他发现并命名胸闷变异性哮喘的过程进行课程思政教学设计。在求是创新层面,沈华浩的研究过程展示了批判精神和科学创新在医学中的重要性。他没有局限于既有教科书和理论,而是通过批判性思维和深入分析,敏锐地捕捉到了患者不典型的病情表现,最终发现并命名了胸闷变异性哮喘。该案例向医学生传达了医学创新往往源自对细节的深入洞察和对未知领域的不断探索,鼓励他们在未来的临床实践中敢于挑战常规,追求新知。在家国情怀层面,沈华浩不仅专注于个人研究,还勇于承担社会责任,推动了《支气管哮喘防治指南(2024年版)》等标准的制定,提升了我国在呼吸病学领域的国际影响力,同时为全球患者提供了新的治疗方案。该案例启发医学生认识到,医疗事业不仅关乎个人健康,更肩负着推动社会进步和造福大众的责任,引导他们将个人志向与社会需求紧密结合,在服务国家和全球健康事业的过程中实现自我价值。

在呼吸系统疾病的研究与临床实践中,哮喘是一种常见的慢性疾病,其主要特征是气道的可逆性狭窄和气道高反应性。哮喘发作时,患者通常出现阻塞性通气障碍,即由于中央性或外周性气道阻塞,导致呼气受限、残气量增加,从而引发肺通气不足。在严重情况下,如果气道阻塞未能及时缓解,可能进一步导致二氧化碳潴留、低氧血症,甚至发展为急性呼吸衰竭。已故的浙江大学医学院附属第二医院沈华浩教授是一位兼具医生与科学家素养的临床专家,他的研究和实践对哮喘的诊断和治疗产生了深远的影响。

沈华浩的研究之路始于20世纪80年代,当时他开展了气道激发试验的研究,这一试验后来成为哮喘诊断的"金标准"。在研究条件有限的情况下,沈华浩甚至亲自作为试验对象,经历了剧烈的咳嗽、胸痛等不适,最终收集到了宝贵的研究数据和经验,为激发试验的规范化流程提供了直接指导。

沈华浩的研究之路并未就此止步。2004年,他遇到了一名14岁的男孩,因持续的胸闷而备受折磨,需要家人不断地揉搓前胸以缓解症状。在多次求医未果后,沈华浩注意到了一个关键细节——男孩在打篮球后病情会加剧。这一线索促使他决定将男孩带到肺功能室,在他亲自监护下进行肺功能和气道激发试验。试验结果显示,男孩的气道反应性显著增高,确诊为支气管哮喘。经过针对性的治疗,男孩的病情迅速好转。然而,这种特殊类型的哮喘并没有在当时所有的教科书、专业论著中被提到。沈华浩和团队用数年时间筛选了存在类似情况的门诊患者,追踪治疗反应,经过严谨的分析、研究,终于发现并命名了一种新的不典型哮喘——胸闷变异性哮喘。

沈华浩和他的团队在哮喘研究领域包括胸闷变异性哮喘方面持续发力,取得的突破不仅改变了无数患者的命运,也为全球哮喘患者的诊断和治疗提供了新的思路。他们编写的《支气管哮喘防治指南(2024年版)》以及牵头制订的《轻度支气管哮喘诊断与治疗中国专家共识》《胸闷变异性哮喘诊治中国专家共识》,为我国轻度哮喘及不典型哮喘的规范化诊治作出了重要贡献。

沈华浩经常勉励自己和同事:"我们临床医生应该做最好的研究者。"他坚信,掌握科研思维的方式和刨根问底的探索精神是每位医疗工作者应有的素质。通过本案例,医学生应该深刻体会到,作为未来的医疗工作者,不仅需要传承中国科学家的精神,追求卓越,勇于创新,而且应该具备批判精神和科学探索的态度。沈华浩的事迹展现了科学精神的重要性,激励医学生在面对未知时保持探索的勇气,勇于担当,并敢于挑战传统观念。在临床实践中,细致的病史采集与敏锐的观察力是实现准确诊断的关键,而医学作为一门不断发展的学科,要求医生终身学习,紧跟最新研究进展和治疗方法。沈华浩教授的研究不仅提升了中国在呼吸疾病领域的国际影响力,也为全球患者提供了更有效的诊疗方案,充分体现了医疗工作者应承担的社会责任。

⊙【融入的思政元素】

1. 求是创新: 批判精神、科学创新。

2. 家国情怀: 勇于担当、社会责任感。

⊙ 参考文献

[1] SHEN H H, Hua W, WANG P L, et al. A new phenotype of asthma: chest tightness as the sole

presenting manifestation［J］. Ann Allergy Asthma Immunol, 2013, 111（3）:226-227.

［2］中华医学会呼吸病学分会. 轻度支气管哮喘诊断与治疗中国专家共识（2023）［J］. 中华结核
和呼吸杂志, 2023, 46（9）:880-896.

［3］中华医学会呼吸病学分会哮喘学组. 胸闷变异性哮喘诊治中国专家共识［J］. 中华医学杂志,
2023, 103（34）:2662-2673.

（沈　静）

第七节　肾功能不全:钙磷之谜背后的担当

▶【教学内容】

　　肾功能不全是指由各种病因引起的肾功能严重障碍,表现为水、电解质和酸碱平衡紊乱,以及代谢废物和毒物在体内的潴留,同时伴有肾脏内分泌功能障碍的病理过程。急性肾功能不全通常由肾脏血流动力学异常和肾小管损伤导致,表现为肾小球滤过率在短期内的迅速下降,进而引发机体内环境的严重紊乱。慢性肾功能不全则是各种慢性肾脏疾病的最终归宿,不仅表现为泌尿功能障碍,而且伴有明显的内分泌功能紊乱。肾功能不全时可以导致钙磷代谢异常。与急性肾功能不全通常引起的暂时性血磷水平升高和血钙水平降低不同,慢性肾功能不全会导致长期的高磷血症和低钙血症。这些持续的代谢异常会刺激甲状旁腺功能亢进,导致骨盐溶解,从而引起肾性骨营养不良,临床表现为骨质疏松、骨软化症和纤维性骨炎等。维生素 D 代谢的异常、代谢性酸中毒和铝积聚也会进一步促进骨营养不良的进展。

▶【课程思政教学设计】

　　以刘士豪教授和朱宪彝教授在肾功能不全领域的研究为例,通过介绍他们在钙磷代谢紊乱和肾性骨营养不良治疗上的突破性工作进行课程思政教学设计。在家国情怀层面,刘士豪面对国外待遇优厚的邀请,毅然选择留在中国,为同胞的健康事业奉献力量。他与朱宪彝在艰苦的科研环境中紧密协作,共同为攻克儿童佝偻病和肾性骨营养不良而努力,展现了科研工作者的社会责任感,体现了勇于担当、爱国敬业的精神。在求是创新层面,刘士豪和朱宪彝不仅通过细致的实验研究找到了疾病的关键病因,而且敢于挑战国际上对双氢速甾醇疗效的质疑,为医学界开辟了新的治疗思路。这种严谨求实、不断创新的科研精神,鼓励医学生在医学学习和实践中保持科学探索的勇气。

　　20 世纪上半叶,我国医学正处于起步阶段,医疗资源短缺、科学研究条件落后,加之各种地方性疾病在社会中广泛流行,这给我国的医疗事业带来了严峻挑战。在这种背景下,骨软化症和佝偻病成为威胁儿童健康的重大问题,特别是在北方地区,这些病症的高发严重影响了社会的公共卫生状况。

面对普遍存在的骨质软化症，刘士豪与朱宪彝进行了广泛的流行病学调查和实验研究。他们发现，维生素 D 缺乏是导致骨质软化症的主要原因，并首次证明维生素 D 可以通过母乳治愈婴儿佝偻病。这一发现为中国儿童的健康问题提供了科学依据，并成为疾病防治的关键手段。基于这些研究成果，刘士豪和朱宪彝又将研究目光进一步转向肾功能不全引发的骨骼疾病，并首次提出了"肾性骨营养不良"这一精准的疾病分类。这一命名不仅完善了医学界对慢性肾功能不全所致骨病的理解，也成为后续临床研究的重要依据。

在研究的过程中，刘士豪严谨治学、一丝不苟。他对每个患者的饮食和排泄物均进行精密的实验测定，有时甚至要求自己和实习医师食用与患者同样的食物，以便更准确地研究患者的钙磷代谢情况。这种严谨的科研态度，为他取得突破性成果奠定了坚实的基础。

1941 年，太平洋战争爆发，美国研究机构重金聘请刘士豪任研究员，但他毅然决然地选择留在国内，为同胞治病。在科研条件简陋的情况下，他深入研究了糖尿病、原发性醛固酮增多症、肾性尿崩症以及这些疾病与钙磷代谢的关系。他的研究成果，为中国内分泌学科的发展作出了重要贡献。为了进一步研究肾功能不全对钙磷代谢的影响，刘士豪和朱宪彝对肾性骨营养不良的患者进行了深入的观察和研究。他们给患者服用钙剂，观察患者肠道对钙的吸收情况。结果发现，患者肠道对钙的吸收能力明显低于健康人。这一研究成果，为肾性骨营养不良的治疗提供了重要的理论依据。

在后续的研究中，他们还发现，肾性骨营养不良患者服用维生素 D 后的治疗效果不佳。为了寻找新的治疗方法，他们想到了双氢速甾醇。虽然当时国际上普遍认为双氢速甾醇治疗软骨病无效，但刘士豪和朱宪彝不想放弃任何希望。他们进行了大量的临床观察和实验研究，并最终发现双氢速甾醇对治疗肾性骨营养不良有明显疗效。这一研究成果，为肾性骨营养不良的治疗提供了新的思路。

刘士豪教授与朱宪彝教授在肾功能不全和钙磷代谢领域的研究，展现了中国医学科研人员在艰苦条件下的坚韧与担当。他们克服资源匮乏的困难，攻克了疾病的关键难题，为我国儿童佝偻病和肾性骨营养不良的防治奠定了重要的理论基础。这不仅是医学上的突破，而且体现了深厚的家国情怀和社会责任感。面对国外的高薪聘请，刘士豪选择留在祖国，为国家医疗事业的发展贡献力量，彰显了爱国敬业、勇于担当的精神。在研究中，他们严谨求实、敢于挑战权威，在国际质疑声中坚持探索新的治疗路径，展现了追求真理与开拓创新的科学精神。

◉【融入的思政元素】

1. 家国情怀：爱国敬业、勇于担当。
2. 求是创新：严谨求实、科学创新。

⊙ 参考文献

［1］LIU S H,CHU H I. Treatment of renal osteodystrophy with dihydrotachysterol（A.T.10）and iron ［J］. Science,1942,95:388-389.

［2］LIU S H,CHU H I. Studies of calcium and phosphorus metabolism with special reference to pathogenesis and effects of dihydrotachysterol（A.T. 10）and iron ［J］. Medicine,1943,22（2）:103-162.

（沈　静）

第九章
药理学课程思政案例

本课程是基础医学的重要专业课程,也是基础医学和临床医学的桥梁课程。课程内容涵盖药理学总论和传出神经系统药物、中枢神经系统药物、心血管系统药物、内分泌系统药物、化学治疗药物的药理学知识。通过本课程的学习,医学生将掌握各类药物的体内过程、药理作用、作用机制、临床应用、不良反应、用药注意事项等,为临床合理用药、防治疾病奠定理论基础,同时为其未来从事医疗实践和研究工作提供坚实的知识储备。

第一节　抗抑郁药:氯胺酮机制的新发现

▶ 【教学内容】

抑郁症,又称抑郁障碍,核心症状是显著持久的情绪低落、兴趣减退等。抑郁症具有高发病率、高复发率等特征。目前,抗抑郁药包括三环类抗抑郁药、单胺氧化酶抑制药、去甲肾上腺素再摄取抑制药、选择性5-羟色胺再摄取抑制药、5-羟色胺和去甲肾上腺素再摄取抑制药、去甲肾上腺素和特异性5-羟色胺能抗抑郁药等,这些药物都存在起效慢、不良反应大、部分患者效果不佳等问题。近年来研究发现,氯胺酮有快速且长效抗抑郁作用,并对难治性抑郁症患者疗效较好。

▶ 【课程思政教学设计】

以抗抑郁药知识点为切入点,通过讲述胡海岚教授团队在氯胺酮抗抑郁机制研究中作出重要贡献的案例进行课程思政教学设计。在家国情怀层面,介绍胡海岚的学习和工作经历,以此激励医学生勇于担当,通过不断的努力和探索,为人类的健康作出贡献。在求是创新层面,他们的研究打破了传统抗抑郁药物的"单胺假说",展示了谷氨酸能神经系统在抗抑郁中的新角色,强调创新思维在科学研究中的关键作用,鼓励医学生严谨求实、科学创新、追求卓越。

全球至少有三亿多人受抑郁症困扰,如同被乌云笼罩。氯胺酮则像是驱散乌云的曙光,其独特之处在于治疗迅速,患者服用后数小时内症状即可缓解;药效持续数天,减少了频繁用药的需求。因此,氯胺酮在抗抑郁药中崭露头角,成为备受瞩目的新星。多年来,科学家试图从不同角度去理解氯胺酮"超长待机"的作用机制。在此过程中,胡海岚教授及其团队,多年来深耕于抑郁症的神经环路与分子机制,终于在2018年揭开了氯胺酮快速抗抑郁的神秘面纱。氯胺酮可以通过阻断外侧缰核的簇状放电,进而释放对下游单胺类奖赏脑区的过度抑制,最终产生快速抗抑郁的疗效。

然而,他们并未止步,而是继续深入探究,再次揭示了氯胺酮长效抗抑郁及脑区特异性作用的分子机制。这些发现挑战了传统认知:氯胺酮虽半衰期短暂,却能维持长达一周的药效,其奥秘在于它与大脑中特定区域——外侧缰核内谷氨酸受体的独特结合方式。

胡海岚团队发现,给予氯胺酮后,首当其冲的是神经元活动较高的外侧缰核,阻止谷氨酸受体介导的神经元簇状放电,从而迅速缓解抑郁症状。更令人惊奇的是,它还能"藏匿"于受体之中,避免被快速代谢,因此能持续阻断放电,实现了长效抗抑郁的效果。为了验证这一机制,研究团队设计了精妙的体外与体内实验,通过激活外侧缰核神经元,观察氯胺酮的"脱落"与"坚守",证实了其独特的嵌入式机制。更令人振奋的是,他们发现通过调控外侧缰核神经元的激活时机,可以延长氯胺酮的抗抑郁时效,为优化临床用药策略提供了理论依据。

氯胺酮的快速与长效抗抑郁作用,共享了氯胺酮与谷氨酸受体结合的生物物理学机制,而长效作用更依赖于氯胺酮在受体中的独特嵌入方式。这一发现不仅为全面理解氯胺酮的抗抑郁机制打开了新视角,更为开发更有效、不良反应更小的抗抑郁药物铺平了道路。

胡海岚从小就热爱科学,在杭州第二中学读书时,就被师生们公认为学霸,最终被保送到北京大学物理系。然而,她觉得生命科学领域更充满挑战,故决定转向生物学。本科生期间,《神经生物学——从神经元到脑》一书深深地吸引了她,促使她决定将脑科学作为未来的研究方向。为此,她毫不犹豫地放弃了原来的生物化学与分子生物学专业,转向了神经科学与脑科学,主攻果蝇的神经发育。在申请博士后职位时,她再次作出了改变,选择了更加吸引她的研究方向——动物行为的神经机制及抑郁症。胡海岚在美国完成了博士和博士后的学习后,毅然回到祖国继续从事相关研究。

2022年,因在神经科学方面的重大发现,特别是对抑郁症研究的贡献,她被联合国教科文组织授予"世界杰出女科学家奖",成为该奖项设立以来的第七位中国获奖者;并于2024年获得"国家自然科学奖二等奖"。她还获得过"中国青年女科学家奖""何梁何利基金科学与技术进步奖""国际脑研究组织IBRO-Kemali国际奖"等多个奖项。

胡海岚认为,科学家最重要的品质是"韧性",面对不断的失败和试错,保持百折不挠的态度是科学家的基本素质。她鼓励年轻女性了解科学、热爱科学,并投身科研事业。她始终坚信,人类终有一天能够找到解决抑郁症等精神疾病的方法。

胡海岚及其团队的卓越贡献,无疑为抑郁症患者带来了更多的希望,激励医学生在面对科学研究与临床实践时,要勇于接受挑战、承担起推进科学进步和社会发展的重任,积极发扬敢于突破常规、勇于创新的精神。在遇到困难和挑战时不轻言放弃,而是以坚韧不拔的态度去克服障碍,为解决当前医学难题作出自己的贡献。

⊙【融入的思政元素】

1. 家国情怀:勇于担当、社会责任感。
2. 求是创新:严谨求实、科学创新。

⊙ 参考文献

［1］YANG Y,CUI Y,SANG K,et al. Ketamine blocks bursting in the lateral habenula to rapidly relieve depression［J］. Nature,2018,554(7692):317-322.

［2］CUI Y,YANG Y,NI Z,et al. Astroglial Kir4.1 in the lateral habenula drives neuronal bursts in depression［J］. Nature,2018,554(7692):323-327.

［3］MA S,CHEN M,JIANG Y,et al. Sustained antidepressant effect of ketamine through NMDAR trapping in the LHb［J］. Nature,2023,622(7984):802-809.

［4］CHEN M,MA S S,LIU H X,et al. Brain region-specific action of ketamine as a rapid antidepressant. Science,2024,385(6709):eado7010.

（胡薇薇）

第二节　抗组胺药:组胺研究的前世今生

⊙【教学内容】

组胺是体内重要的自身活性物质,其阻断药有着广泛的临床应用。组胺受体主要分为 H_1、H_2、H_3 和 H_4 四种类型。H_1 受体主要分布在平滑肌细胞、内皮细胞、外周神经末梢、中枢神经系统等部位,具有兴奋平滑肌、扩张血管、增加毛细血管通透性、调节睡眠等功能。H_2 受体主要分布在胃壁细胞、心肌细胞、血管平滑肌细胞、中枢神经系统等部位,与胃酸分泌、血管扩张、心脏节律和心肌收缩等功能相关。H_3 受体主要分布在中枢及外周神经末梢的突触前膜,调节神经递质释放。组胺 H_1 受体拮抗剂可用于治疗过敏性疾病、晕动病、失眠,H_2 受体拮抗剂可用于治疗消化性溃疡,H_3 受体拮抗剂可用于治疗嗜睡症。除此之外,近年来组胺在脑内的作用引起广泛关注,例如在学习记忆、情绪调节和食欲控制等方面发挥重要作用。

⊙【课程思政教学设计】

以抗组胺药知识点为切入点,通过讲述其发现史及组胺受体结构功能的研究进展进行课程思政教学设计。在求是创新层面,科学家们在组胺及其受体的发现以及组胺受体拮抗药的研发过程中,展现了勇于创新和不断探索的精神,最终揭示了组胺的功能,研制了多种组胺受体拮抗药。在国际视野层面,各国科学家通力合作,发现了组胺受体在脑内的细胞特异性功能,并揭示了多种高分辨的组胺受体结构。在家国情怀层面,我国科学家陈忠教授及其团队坚定理想信念,勇于担当,在基于组胺的神经药理学研究领域作出了重要贡献,激发医学生的创新精神和社会责任感,成为未来医疗和科研事业的佼佼者。

20世纪初期,组胺的生物学意义尚未被充分认识。Henry Hallett Dale、George Barger 和 Patrick Laidlaw 在英国伦敦 Wellcome 实验室共同从黑麦真菌麦角中提取组胺,并通过针对青蛙、啮齿动物、猫和狗的一系列实验,开启了组胺生理学研究的新篇章。他们发现,组胺能引起平滑肌收缩和血管扩张,并与过敏反应相关。Dale 等的这些早期研究成为组胺研究领域的重要基石。Dale 和 Loewi 还发现了迷走神经可释放乙酰胆碱,解决了一个重大的科学问题,即"神经系统的信号传导不仅仅是电传导,而且还存在化学传导"。1936 年,诺贝尔生理学或医学奖授予 Dale 和 Loewi。1943 年,Kwiatkowski 首次发现中枢组胺存在,其后 Schwartz 提出脑内可能存在组胺能神经元,组胺是一种神经递质,这拓展了当时神经递质仅限于乙酰胆碱和儿茶酚胺的认识。随后,Takehiko Watanabe 和 Pertti Panula 确认了脑内组胺能神经元的存在。

Daniel Bovet 发现了第一种抗组胺 H_1 受体药物吡拉明(pyrilamine),这一发现极大地推动了过敏性疾病的药物研究,为无数患者带来了福音。Bovet 早年还对用于狩猎的"南美洲的神奇毒药"——箭毒非常感兴趣。他进行了长达八年的艰苦研究,终于弄清了箭毒的基本成分为筒箭毒碱。在此基础上,他合成了 400 多种化合物,从中发现了一种具有神经肌肉阻断作用的类箭毒化合物——琥珀胆碱。Bovet 因在研究肌松药和抗组胺药方面取得的成就,于 1957 年获得诺贝尔生理学或医学奖。1988 年,诺贝尔生理学或医学奖的荣誉降临到了 James Black 教授的身上。他不仅是 β 受体阻滞剂和 H_2 抗组胺药这两类药物开发的先驱者,更是药物发现策略和分析研究的革新者。20世纪 70 年代,Black 通过合成化合物,确定了 H_2 受体的存在。随后,第一种用于临床的 H_2 受体拮抗剂——西咪替丁(cimetidine)问世。西咪替丁能够特异性地阻断胃壁细胞上的 H_2 受体,减少胃酸分泌,从而用于治疗胃溃疡和胃食管反流病。该药极大地改善了消化性溃疡的治疗,开启了胃酸相关疾病治疗的新时代。以上诺贝尔奖项显示了组胺相关药物在医药学领域的重要地位,以及在过敏反应和胃溃疡等疾病治疗中的关键作用。

近年来,组胺在脑内的作用引起广泛关注,如在学习记忆、情绪调节和食欲控制等方面发挥着重要作用。浙江大学陈忠教授团队长期致力于组胺及其受体在脑疾病中的作用和药物靶标研究。早在日本冈山大学攻读博士学位期间,陈忠便开始了关于组胺及其受体功能的研究,并以第一作者的身份发表了 5 篇 SCI 论文,与团队成员合作发表了多篇论文,在当时的中国留学生中出类拔萃。毕业后,他毫不犹豫地选择回国。回国时,他携带了满满 7 大箱求学期间积累的书籍和资料,为后续的研究工作奠定了坚实的基础。2002 年,陈忠再次赴日,担任日本东北大学的客座教授。他谢绝了日本东北大学的高薪聘请与挽留,依然坚持自己的信念,回国效力。之后,陈忠、胡薇薇教授团队研究发现,组胺可以减轻脑缺血早期兴奋性毒性损伤、调控后期的髓鞘再生及血管再生等。通过显微光学切片断层成像技术,构建了小鼠全脑组胺能神经投射图谱,为明确脑内组胺能神经功能提供了基础。利用荷兰人脑库和中国人脑库的样本,他们发现在精神分裂症患者中,基底前脑胆碱能神经元 H_1 受体和前额叶皮层谷氨酸神经元 H_2 受体可能参与疾病不同症状的发生。这些发现,有望为脑疾病的治疗提供基于组胺受体的精准药物靶标。另外,他们于2024年报道了高分辨的 H_2 受体-Gs 和 H_3 受体-Gi 信号转导复合物结构,为抗组胺药的开发提供了新思路。

本案例不仅展现了全球科学家通过相互合作和开拓创新推动科技进步的努力,还体现了我国科学家陈忠教授及其团队坚持自主创新的精神。这一过程启发医学生应坚定理想信念,加强国际科研合作,以坚韧不拔的态度和科学创新的精神,为人类健康事业作出自己的贡献。

【融入的思政元素】

1. 家国情怀:理想信念、勇于担当。
2. 求是创新:严谨求实、科学创新。
3. 国际视野:国际合作。

参考文献

[1] TILIGADA E,ENNIS M. Histamine pharmacology:from Sir Henry Dale to the 21st century [J]. Br J Pharmacol,2020,177(3):469-489.

[2] LIN W,XU L,ZHENG Y,et al. Whole-brain mapping of histaminergic projections in mouse brain [J]. Proc Natl Acad Sci U S A,2023,120(14):e2216231120.

[3] SHEN Q,TANG X,WEN X,et al. Molecular determinant underlying selective coupling of primary G-protein by class A GPCRs [J]. Adv Sci(Weinh),2024,11(23):e2310120.

（张 岩）

第三节 呼吸系统药物:平喘药物研究室的探索与创新之路

【教学内容】

咳、痰、喘是呼吸系统疾病最常见的症状,起因于各种原发或继发性疾病,如上呼吸道感染、支气管炎、肺炎、支气管哮喘、慢性阻塞性肺疾病等。呼吸系统疾病的药物治疗中,在治疗原发性疾病的基础上,常用镇咳、祛痰、抗炎和支气管扩张药物消除或缓解呼吸道症状。支气管扩张药是解除哮喘、慢性阻塞性肺疾病伴喘息或者喘息型慢性支气管炎呼吸困难的有效手段,是哮喘急性发作的首选药物。常用的支气管扩张药包括 β 肾上腺素受体激动药、茶碱类药物和抗胆碱药;抗炎治疗是支气管哮喘和慢性阻塞性肺疾病的核心药物治疗。糖皮质激素、抗过敏药物和半胱氨酰白三烯受体 1 拮抗剂是支气管哮喘治疗常用的抗炎药,糖皮质激素和磷酸二酯酶(PDE)-4抑制剂是慢性阻塞性肺疾病治疗常用的抗炎药。

◉【课程思政教学设计】

以呼吸系统药物的作用及作用机制为切入点,通过讲述浙江大学医学院呼吸药物研究实验室(原浙江医科大学平喘药物研究室)的发展历程进行课程思政教学设计。在家国情怀和求是创新层面,介绍杨秋火教授发现并报道茶碱增强膈肌收缩力的重要贡献,以及多位教师在磷酸二酯酶-4的作用机制和新药研发方面接力研究的事迹,启发医学生认识科研工作的延续性和艰巨性。同时,鼓励他们坚定理想信念,秉持严谨求实和科学创新的精神,使他们在未来的医学研究和实践中,为推进人类健康事业而努力。

浙江医科大学平喘药物研究室是 1978 年经卫生部批准而创建的。研究室成立后,首要任务是研究国内外平喘药物的筛选方法并建立动物模型。仅用了三年多的时间,研究团队便在气道平滑肌效应及过敏反应方面建立了 22 种实验方法,其中 5 种方法为改进,17 种方法为国内首次建立,主要包括豚鼠气管片法、大鼠气管及支气管螺旋条法、豚鼠肺条法、豚鼠气管透壁刺激法、药物引喘法、豚鼠肺机械功能测定法、改良肺溢流法、变态反应的慢反应物质(SRS-A)提取与检定法、大鼠颅骨骨膜肥大细胞脱颗粒反应法、致敏豚鼠离体气管及肺条的 Schultz-Dale 反应法等。这些方法在评估药物的支气管扩张和镇咳作用方面得到了广泛应用,奠定了浙江大学医学院(原浙江医科大学)在呼吸药理学研究领域的领先地位,相关成果曾获卫生部科技成果奖。杨秋火教授等在此基础上进一步首创了智能化动物肺机械功能测定法,提高了动物肺功能测定方法的科学性与灵敏度。平喘药物研究室也是钟南山院士早年学习呼吸疾病研究方法的地方。

浙江医科大学平喘药物研究室还开发了新型平喘和抗炎药物,包括中药艾叶的平喘新功效和有效成分的分离鉴定,以及鲜鱼腥草胶囊。此外,还发现了抗过敏药物,如汉防己甲素和吗啉黄酮。杨秋火教授等率先发现了茶碱具有增强膈肌收缩力的独特药效,奠定了茶碱在治疗慢性阻塞性肺疾病及哮喘中不可或缺的重要地位。唐法娣研究员等受中药材药用价值的启发,发掘了蓝桉油、留兰香油等中药挥发油,并阐明了其抗炎机制(通过抑制 NF-κB 的核转位活化而使其调节的相关炎症反应基因的转录、表达下降,从而起到抗炎作用)和祛痰机制(抑制 MUC5AC 表达)。在此基础上,进一步研究了药物的分离、纯化及质控,于 2005 年成功申请了国家发明专利,并最终将祛痰药物尤加力软胶囊推向了临床。

在疾病发生机制上,对支气管哮喘等呼吸系统疾病的发病机制也进行了有价值的研究。研究室历经 10 余年接力,2005 年率先在国际著名呼吸杂志 *American Journal of Respiratory and Critical Care Medicine* 上报道了 *PDE4* 基因在过敏大鼠肺中的表达增高,并观察到 PDE 活性的增加与 IL-4 产生之间存在高度显著的相关性。此后,又对新型 PDE4 抑制剂 ZL-n-91、RP001 等进行了药效学评价,并发掘了 PDE5、PDE3 在急性肺损伤中的作用,PDE1A、PDE10A 在肺纤维化发病中的作用等新机制。此外,研究室成员还发现肥大细胞参与气道速发性变态反应的发生发展过程。

浙江大学医学院平喘药物研究实验室的历史彰显了科研人员的创新和探索精神。团队深入研究药物筛选方法,成功建立 20 多种实验技术,为呼吸药理学开辟了新领域。本案例鼓励医学生要坚定理想信念、严谨求实、科学创新,不断开拓进取,为推动药物临床应用及各类本土化新药研发作贡献。

❖【融入的思政元素】

> 1. 家国情怀:理想信念、文化传承。
> 2. 求是创新:严谨求实、科学创新。

❖ 参考文献

［1］杨秋火,谢强敏,方理本,等.膈肌疲劳与药物的影响［J］.中国药理学通报,1995(5):429-433.

［2］周建娅,唐法娣,王砚,等.二氧化硫吸入致大鼠肺组织核因子κB的激活及蓝桉油的抑制作用［J］.中华结核和呼吸杂志,2003,26(5):311.

［3］吕小琴,王砚,唐法娣,等.蓝桉油对二氧化硫致大鼠细支气管炎和黏蛋白表达的影响［J］.中华结核和呼吸杂志,2004,27(7):486-488.

［4］TANG H F,SONG Y H,CHEN J C,et al. Upregulation of phosphodiesterase-4 in the lung of allergic rats［J］. Am J Respir Crit Care Med,2005,171(8):823-828.

［5］LI Y J,SHI J R,LI S C,et al. Phosphodiesterase type 10A inhibitor attenuates lung fibrosis by targeting myofibroblast activation［J］. iScience,2023,26(5):106586.

(汤慧芳)

第四节　口服降血糖药:二甲双胍的曲折研发历程

❖【教学内容】

糖尿病已成为最常见的慢性病之一。我国成人糖尿病患病率持续上升,现已高达11.9%。根据病因学证据将糖尿病分为4大类,即1型糖尿病、2型糖尿病、特殊类型糖尿病和妊娠糖尿病,其中2型糖尿病是临床最常见的类型。糖尿病控制不良可引起心脑血管系统、神经系统、视网膜、肾脏、下肢动脉等并发症,甚至导致残疾或过早死亡等严重危害。糖尿病治疗措施包括合理控制血糖、血压、血脂,减少并发症,预防致残和早死。常用口服降血糖药包括双胍类、磺酰脲类、格列奈类、二肽基肽酶抑制剂、噻唑烷二酮类化合物、α-葡萄糖苷酶抑制剂、钠-葡萄糖共转运蛋白2(SGLT2)抑制剂等。双胍类药物通过减少肝葡萄糖的输出和改善外周胰岛素抵抗而降低血糖。二甲双胍能明显降低糖尿病患者的空腹血糖,对正常人血糖则无明显影响,为2型糖尿病患者控制高血糖的一线用药和联合用药中的基础用药。

➲ 【课程思政教学设计】

以二甲双胍知识点为切入点,通过讲述其发现史及研发过程进行课程思政教学设计。在家国情怀层面,中国科学家林圣彩院士团队首次阐释了这一现代医学经典药物的作用机制,激励医学生积极参与国际合作与竞争,鼓励他们在将来的医学领域勇于担当,为国争光。在求是创新层面,科学家们慧眼识珠,从众多药物中发现并保留了二甲双胍的临床应用,最终揭示了其直接作用靶点。通过本案例,激发医学生树立坚韧不拔和科学创新的精神,使他们在未来的医学研究和临床实践中勇于探索,推动人类医学事业的前进。

双胍类药物的故事始于20世纪初,德国科学家注意到山羊食用山羊草后出现低血糖的现象,由此开始了对其中活性成分的研究。1922年,二甲双胍首次被合成。1929年,其降血糖作用在兔子实验中被发现,但因胰岛素的出现而被暂时搁置。

第二次世界大战期间,磺胺类药物的低血糖不良反应重新引发了对降血糖药物的研究热潮,二甲双胍再次进入人们视野。法国糖尿病学家 Jean Sterne 开展了人体研究,并将其命名为"Glucophage"(格华止),于1958年在法国上市。1961年,研究证实二甲双胍安全有效,且不易引起低血糖。1994年,二甲双胍获得美国 FDA 批准,成为治疗2型糖尿病的一线药物。1998年,大量临床试验充分肯定了二甲双胍的降血糖治疗作用,其心血管保护效果也得到了证实。此后,其应用范围不断扩大,涵盖多囊卵巢综合征、不孕症、减重和降低糖尿病患者癌症风险等,甚至展现出延长某些生物健康寿命的潜力。二甲双胍主要经有机阳离子转运蛋白1转运进入肝脏细胞,在肝内通过腺苷酸活化蛋白激酶(AMPK)依赖和非依赖机制,改善组织对胰岛素的敏感性,抑制肝糖原异生及肝糖生成。遗憾的是,这个上市60余年的经典老药的直接作用靶点仍然不清楚。

2022年,厦门大学林圣彩院士团队在 Nature 上发表了一项重要研究,揭示了二甲双胍的直接作用靶点——PEN2,确认其通过激活 AMPK 发挥作用。他们克服了多个化学合成难题,成功合成了二甲双胍的化学探针。这个探针的工作原理类似于钓鱼,前端的"鱼钩"是二甲双胍分子,而后端的"钓竿"则是生物素标签。当二甲双胍与其靶蛋白结合时,后端的标签便可以将二甲双胍和靶蛋白一起"钓"上来,随后通过质谱分析确定靶蛋白的身份。通过这一方法,他们从细胞中筛选出了2 000多种可能与二甲双胍结合的蛋白,进一步从中筛选出317种存在于溶酶体的蛋白进行验证,最终锁定了113种与二甲双胍直接结合的蛋白。经过细胞实验验证,PEN2被确认是二甲双胍激活 AMPK 的关键介导蛋白。后续实验显示,若敲除 PEN2 基因,二甲双胍不仅无法激活 AMPK,其降低脂肪肝、缓解高血糖及延长寿命等效果也会消失。因此,PEN2 正是二甲双胍的直接靶标,从而揭示了其通过溶酶体途径激活 AMPK 的具体机制。

二甲双胍的研发历史是医学进步的一个有力见证。作为未来的医学工作者,医学生不仅要掌握扎实的医学知识,还需坚定理想信念,勇于担当,追求科学创新,深刻认识科研的价值和意义,从而在今后的职业生涯中,为推动人类健康事业贡献自己的力量。

◉ 【融入的思政元素】

1. 家国情怀:理想信念、勇于担当。
2. 求是创新:批判精神、科学创新。

◉ 参考文献

[1] 付炎,王于方,吴一兵,等. 天然药物化学史话:二甲双胍 60 年——山羊豆开启的经典降糖药物[J].中草药,2017,48(22):4591-4600.

[2] SHAW R J,LAMIA K A,VASQUEZ D,et al. The kinase LKB1 mediates glucose homeostasis in liver and therapeutic effects of metformin[J].Science,2005,310:1642-1646.

[3] MA T,TIAN X,ZHANG B,et al. Low-dose metformin targets the lysosomal AMPK pathway through PEN2[J].Nature,2022,603(7899):159-165.

(汤慧芳)

第五节　氨基糖苷类抗菌药:从链霉素到庆大霉素

◉ 【教学内容】

氨基糖苷类抗菌药是由氨基环醇和氨基糖以苷键相结合的碱性抗生素。其抗菌机制主要是经被动扩散通过细胞外膜孔蛋白,然后经氧依赖的主动转运系统进入细胞内,与细菌核糖体 30S 亚基结合,阻断细菌蛋白质合成,同时也作为阳离子竞争性置换细胞外膜中连接脂多糖分子的 Ca^{2+} 和 Mg^{2+},干扰细胞膜的通透性。临床主要用于治疗需氧革兰氏阴性杆菌引起的感染,对多种革兰氏阴性杆菌,如大肠埃希菌、克雷伯菌、肠杆菌、志贺菌、铜绿假单胞菌等具有较强的抗菌活性,对某些革兰氏阳性菌也有抗菌作用。主要不良反应包括耳毒性、肾毒性、神经肌肉阻滞和变态反应。链霉素是第一个用于临床的氨基糖苷类药物,也是应用最早的抗结核药物,最常见的不良反应为耳毒性。庆大霉素是我国独立自主从小单孢子属发酵培养液中提取的治疗革兰氏阴性杆菌感染的主要抗菌药,也可与青霉素或其他抗生素合用治疗严重感染。

◉ 【课程思政教学设计】

以氨基糖苷类抗菌药为切入点,通过讲述氨基糖苷类抗菌药物的研发过程、潜在不良反应及防治策略相关案例进行课程思政教学设计。在家国情怀层面,对庆大霉素的研发以及对氨基糖苷类药物引起耳毒性的致病机制和防治策略的研究,体现了中国科学家不畏艰难、勇于担当的精神和高度的社会责任感。在求是创新层面,第一个氨基糖苷类药物链霉素的发现过程展示了科学创新思维,Waksman 注意到土壤中某些微生物具有抑制其他细菌生长的能力,提出了可能存在具有抗菌活性物质的假设,经过系统研究分离出了链霉素。中国科学家开发出了庆大霉素,体现了自主创新能力。通过本案例,医学生不仅能够了解氨基糖苷类抗菌药物的科学背景,还能深刻理解社会责任与创新精神的重要性,从而激励他们在未来的医学实践中积极探索,并作出贡献。

链霉素是继青霉素之后,第二个进入临床使用的抗生素。1928 年,英国微生物学家亚历山大·弗莱明在青霉菌中分离出了青霉素。作为当时的"顶级神药",青霉素在第二次世界大战期间拯救了成千上万人的生命,但对结核分枝杆菌却束手无策。由结核分枝杆菌引起的"肺痨"在当时是导致人类死亡的首要原因,罗格斯大学的微生物学家 Selman Abraham Waksman 致力于寻找抗结核分枝杆菌的抗生素。

Waksman 出生于土地资源丰富的俄国乡镇,从小对土壤非常感兴趣。Waksman 的妹妹因感染白喉而去世,这使他下定决心研究传染性疾病的治疗药物。Waksman 通过观察土壤中的微生物,注意到放线菌属具有抑制结核分枝杆菌生长的能力,提出了土壤中可能存在具有抗菌活性物质的假设,并着手寻找这些物质。Waksman 及其团队设计了一系列实验来筛选和鉴定具有抗菌活性的微生物。最终,Waksman 的学生通过对百余种菌株的测试,非常幸运地从土壤样本中分离出了产生链霉素的灰色链霉菌。随后,Waksman 与药物公司合作,进行大规模生产和临床试验,以验证链霉素的效果。链霉素的发现过程包括观察、假设检验、实验设计与执行、数据分析、创新思维、批判性思考等科学方法。这一发现标志着结核病治疗的重大突破,并开启了抗生素治疗结核病的新篇章。1952 年,Waksman 因此而荣获诺贝尔生理学或医学奖。

庆大霉素是我国独立自主研制成功的广谱抗生素,是新中国成立后的重大科技成果,其发现历程充满了科学探索精神和不懈的努力。新中国成立初期,正是世界各国抗生素研究和生产的黄金时期,而帝国主义对中国实行全面封锁,使得国内抗生素药品匮乏。王岳教授曾在 Waksman 指导下从事微生物研究获得博士学位。1944 年回国后,王岳教授投身于科学研究,立志要填补祖国医药学上的空白。王岳及其团队克服重重困难,在福建师范学院抗生素研究室开展工作。没有实验室,就自己动手建造;没有恒温机,就自己制造。经过大量的样本采集和烦琐的实验分析,终于在一种名为绛红小单孢菌的微生物中发现了一种具有强大抗菌作用的复合物。他们运用各种化学和生物学的方法,逐步确定了其有效成分为庆大霉素。庆大霉素能有效对抗烧伤创面感染的铜绿假单胞菌,弥补了青霉素、链霉素等抗生素的不足。庆大霉素因在 1969 年新中国成立 20 周年大庆时正式投产,故取名为"庆大霉素"。庆大霉素抗菌谱较广,且不容易引起过敏反应,因此在 20 世纪 70—80 年代,在国内获得了广泛应用。

氨基糖苷类药物容易引起耳毒性,是导致许多孩子耳聋的"罪魁祸首"。《2016 年儿童用药安全调查报告白皮书》指出,我国每年约有 3 万名儿童因用药不当致聋。因此,需要提高儿童用药安全意识、加强监管和推广合理用药。早在 1999 年 5 月,卫生部就已经颁布了《常用耳毒性药物临床使用规范》,明确规定 6 岁以下儿童、孕妇和 65 岁以上的老年人严禁使用氨基糖苷类抗生素。浙江大学医学院管敏鑫教授自 1993 年开始,一直从事母系遗传性和药物性耳聋的致病机制和转化研究。他首次阐明了线粒体 12S rRNA 1555A>G、1494C>T 突变是中国人群药物性耳聋的主要致病基础,携带该类突变的易感人群会对氨基糖苷类药物超级敏感而在用药后致聋,破解了长期以来困扰医学界的"一针致聋"之谜。管敏鑫通过实施分子诊断、开展知识宣教、制定用药指南和提供遗传咨询等多种措施,使接近一百万例未发病的孕期母亲和新生儿直接受益,有效降低了耳聋的发生率。管敏鑫还通过 CRISPR/Cas9 基因编辑技术对线粒体修饰基因突变进行遗传矫正,在内耳毛细胞样细胞中实现听觉功能重塑,为耳聋的基因治疗带来新的曙光。

庆大霉素作为我国独立自主研发的广谱抗生素,其发现和应用引领中国在抗生素研究与生产领域迈入了新阶段。这一成就不仅对中国医药界产生了深远影响,而且充分体现了中国科学家求是创新、勇于担当的精神。同时,在药物性耳聋的致病机制及耳聋防治方面的研究上,展示了中国科学家高度的社会责任感。这些贡献不仅推动了医学的发展,更为患者的健康提供了有力保障,激励着医学生不懈追求卓越,勇于科学创新。

⊙【融入的思政元素】

1. **家国情怀:**勇于担当、社会责任感。
2. **求是创新:**科学创新。

⊙ 参考文献

［1］任婧,李毓龙,杨晓霖,等.疾病叙事阅读:"小人国"里的"大发现"——链霉素的故事［J］.医学与哲学,2020,41(18):68-71.

［2］ZHAO H,LI R,WANG Q,et al. Maternally inherited aminoglycoside-induced and nonsyndromic deafness is associated with the novel C1494T mutation in the mitochondrial 12S rRNA gene in a large Chinese family［J］. Am J Hum Genet,2004,74(1):139-152.

［3］GUAN M X. Mitochondrial 12S rRNA mutations associated with aminoglycoside ototoxicity［J］. Mitochondrion,2011,11(2):237-245.

［4］CHEN C,GUAN M X. Genetic correction of TRMU allele restored the mitochondrial dysfunction-induced deficiencies in iPSCs-derived hair cells of hearing-impaired patients［J］. Hum Mol Genet,2022,31(18):3068-3082.

(胡薇薇)

第六节　抗肿瘤药物:熠熠生辉的千年"毒药"

⊙【教学内容】

恶性肿瘤是严重威胁人类健康的常见病、多发病。按照主要药理学作用和临床应用特点,抗肿瘤药物可分为传统细胞毒类抗肿瘤药物、靶向药物、免疫治疗药物、内分泌治疗药物以及其他类药物。传统的恶性肿瘤治疗方法主要包括化学治疗、放射治疗和外科手术治疗，近年来分子靶向药物和免疫治疗药物的出现在很大程度上改善了患者的治疗效果。分子靶向抗肿瘤药物以肿瘤分子病理过程的关键调控分子为靶点，特异性干预肿瘤细胞生物学行为信号通路，具有高选择性和高治疗指数的临床应用优势，有望弥补细胞毒类抗肿瘤药物化疗过程中的重要缺陷。

◯▷【课程思政教学设计】

以三氧化二砷治疗急性早幼粒细胞白血病的作用机制为切入点，通过讲述三氧化二砷药物的临床实践和基础研究过程进行思政课程教学设计。在国际视野和求是创新层面，针对急性早幼粒细胞白血病治疗的国际难题，通过中国医生探索三氧化二砷的临床实践应用，以及陈竺院士及其团队坚持不懈地研究三氧化二砷的治疗作用机制的事迹，深化医学生认识"实践出真知"，培养医学生勇攀高峰、严谨求实、科学创新的精神。

三氧化二砷（As_2O_3）是中药砒霜的主要有效成分，在中国传统医药中延续使用上千年。从德国科学家首先发现了砒霜治疗白血病有效，我国从 20 世纪 90 年代开始将其创新性应用到急性早幼粒细胞白血病（APL）的治疗，到 21 世纪其抗白血病作用机制被解析，一路走来，这个延续千年的"毒药"仍然熠熠生辉。它的研发历程大致分为四个阶段。

早期的发现与应用阶段（1786—1865 年）：1786 年，英国医生 Thomas Fowler 发现砷化物对疟疾的治疗效果，并因此发明了福勒（Fowler）药液，为砷剂的医学用途奠定了基础。至 1865 年，德国医生 Lissauer 和 Valentiner 开始尝试使用福勒药液治疗白血病，尽管缺乏系统的实验数据，但这为开发砷剂在白血病治疗中的潜力开辟了思路。然而，随着放射治疗的兴起，砷剂因其不良反应和疗效的不稳定逐渐被忽视。

研究的再关注阶段（1931 年—20 世纪 70 年代）：1931 年，美国康奈尔医学院的 Claude Forkner 与 McNair Scott 重新审视了砷剂的价值，发现其对慢性髓系白血病具有良好疗效，这在医学界引起了广泛关注。然而，由于砷剂疗效不稳定，加之新型化疗药物的出现，砷剂逐渐被其他治疗方法所取代。

三氧化二砷的重生阶段（20 世纪 90 年代）：20 世纪 90 年代，中国哈尔滨医科大学的韩太云、张亭栋等通过多次临床试验确认三氧化二砷对急性早幼粒细胞白血病（APL）具有显著疗效，研究成果于 1997 年发表在 *Blood* 杂志，吸引了国际医学界的注意。与此同时，上海第二医科大学陈竺院士及其团队积极参与这一领域的研究，他们揭示了三氧化二砷的抗癌机制，发现该药物能够靶向降解 PML/RARα 融合蛋白，这一机制显著提高了治愈率。2001 年，美国 FDA 批准三氧化二砷用于 APL 的治疗，标志着砒霜成为全球首个获 FDA 批准的中药成分。

耐药机制与未来的探讨阶段（21 世纪初至今）：在对三氧化二砷深入研究的过程中，科学家们注意到一些 APL 患者因 *PML* 基因突变而对砷剂产生耐药性。PML 蛋白中的 RBCC 结构域在此治疗中扮演了关键角色，浙江大学医学院那仁满都拉教授及国际相关领域专家对此展开了系统合作研究，解析了 PML 蛋白 B-box2 的晶体结构，为了解砷剂耐药的分子机制和克服耐药研究提供了新的思路。

砒霜的故事是中医药与现代医学结合的成功典范。这段历史不仅承载着中国医学的进步，而且彰显了祖国传统中医药的力量。通过本案例，医学生能够深刻体会到，作为未来的医学工作者，不仅要掌握扎实的医学知识，还需具备科学批判精神和辩证思维能力。同时，本案例启发医学生应严谨求实，科学创新，攻克医学难题，为推动人类医学事业的发展作出贡献。

➔ 【融入的思政元素】

1. 国际视野：人类命运共同体。
2. 求是创新：辩证思维、严谨求实、科学创新。

➔ 参考文献

［1］LIU J X, ZHOU G B, CHEN S J, et al. Arsenic compounds: revived ancient remedies in the fight against human malignancies［J］. Curr Opin Chem Biol, 2012, 16（1-2）: 92-98.

［2］ZHANG X W, YAN X J, ZHOU Z R, et al. Arsenic trioxide controls the fate of the PML-RARalpha oncoprotein by directly binding PML［J］. Science, 2010, 328（5975）: 240-243.

［3］BERCIER P, WANG Q Q, ZANG N, et al. Structural basis of PML-RARA oncoprotein targeting by arsenic unravels a cysteine rheostat controlling PML body assembly and function［J］. Cancer Discov, 2023, 13（12）: 2548-2565.

（汤慧芳）

第七节　抗疟药物：屠呦呦将青蒿素献给世界

➔ 【教学内容】

疟疾是由疟原虫引起的一种传染病。临床上以反复发作的间歇性寒战、高热，继之大量出汗后缓解为特征。我国以间日疟和恶性疟为主，恶性疟的致死率最高。抗疟药物分为主要控制症状的药物、控制远期复发和传播的药物以及病因预防的药物。青蒿素是从中药青蒿中提取的倍半萜内酯药物，是主要控制症状的抗疟药，具有高效、速效、低毒的特点。青蒿素能够与疟原虫细胞内积累的血红素反应，生成氧化性自由基，破坏虫体内的各种蛋白质。青蒿素还可以直接作用于疟原虫的线粒体，诱导线粒体肿胀，损害线粒体的功能。本品主要用于间日疟、恶性疟的症状控制，以及耐氯喹虫株的治疗，也可用于治疗凶险型恶性疟，如脑型、黄疸型等。

➔ 【课程思政教学设计】

以青蒿素的抗疟作用及作用机制为例，通过引入屠呦呦发现青蒿素的事迹进行课程思政教学设计。在家国情怀层面,通过讲述发现青蒿素的艰辛历程,坚定医学生的理想信念和社会责任感。在求是创新层面,通过讲述青蒿素在其他疾病中的治疗作用研究,培养医学生辩证思维、严谨求实的精神,激励他们在未来的医学研究中追求卓越、科学创新。

20世纪60年代,疟疾在中国肆虐,传统抗疟药物奎宁的疗效下降,迫切需要新的治疗方法。1967年,"攻克疟疾"项目启动,屠呦呦领导的研究团队承担了寻找新药的重任。受《肘后备急方》中"青蒿截疟"的启发,屠呦呦团队经过艰苦卓绝的努力,于1972年从黄花蒿中提取出青蒿素——一种含过氧化物桥的倍半萜内酯。青蒿素高效、速效、低毒的特点,为疟疾治疗带来了新的希望。此后,研究人员又相继研制出双氢青蒿素、蒿甲醚、蒿乙醚和青蒿琥酯等衍生物,其抗疟活性比青蒿素高出数十倍,同样具有强效速效的特点。青蒿素及其衍生物的发现,惠及中国及其他东亚、东南亚、非洲等地区上亿疟疾患者,对全球抗疟事业作出了巨大贡献。2015年,屠呦呦教授荣获诺贝尔生理学或医学奖,成为首位获此殊荣的中国科学家,为中国科技界赢得了巨大荣誉。

由于青蒿素具有患者耐受性良好和价格低廉的特点,虽然疟疾仍然是青蒿素被批准治疗的唯一疾病,但多年来,科研工作者们不断深入探索青蒿素除抗疟之外的药理活性。1993年,青蒿素的抗癌潜力首次被报道,此后二十余年的研究证实了其对多种癌症的体外和体内细胞毒性。青蒿素以多特异性方式对抗肿瘤。青蒿素及其衍生物(二氢青蒿素、青蒿琥酯、蒿甲醚和青蒿醚)对癌细胞的细胞反应包括活性氧和一氧化氮的氧化应激反应、DNA损伤和修复(碱基切除修复、同源重组、非同源末端连接)、各种细胞死亡模式(细胞凋亡、自噬、铁死亡、坏死、坏死性凋亡)、肿瘤血管生成和肿瘤相关信号转导途径的抑制(如Wnt/β-catenin通路、AMPK通路、转移通路等)和信号转导通路中的调控因子(NF-κB、MYC/MAX、AP-1、CREB、mTOR等)的抑制。

除了抗癌活性,青蒿素在治疗其他疾病方面的潜力也被广泛研究,比如青蒿素还具有抗细菌、抗真菌、抗炎及免疫调节作用。青蒿素对疱疹、乙型和丙型肝炎病毒表现出了较强的抗病毒作用,并且对包括血吸虫病在内的其他寄生虫病,如锥虫病表现出治疗作用。在自身免疫性疾病、过敏性哮喘、阿尔茨海默病等疾病治疗中也得到验证。2024年,复旦大学汤其群教授研究团队在 Science 杂志上报道了青蒿素直接结合的靶标——一种名为 LONP1 的线粒体蛋白酶。青蒿素通过此酶促进关键酶 CYP11A1 发生降解,从而减少卵巢雄激素的合成,达到治疗多囊卵巢综合征的效果。

我国科研人员将智慧和精力投入到青蒿素的研究中,展现出坚定的理想信念和强烈的社会责任感,不断推动青蒿素及其衍生物的研究与发展。这些研究不仅拯救了亿万疟疾患者,而且为癌症和其他疾病的治疗开辟了新路径。这一成就启发医学生在医学研究中应善于辩证思维,勇于科学创新,鼓励他们在未来的研究中持续探索,为人类健康作出更大贡献。

●【融入的思政元素】

1. **家国情怀:理想信念、文化传承、社会责任感。**
2. **求是创新:辩证思维、严谨求实、科学创新。**

➲ 参考文献

［1］TU Y Y. Artemisinin-A Gift from Traditional Chinese Medicine to the World（Nobel Lecture）［J］. Angew Chem Int Ed Engl，2016，55（35）：10210-10226.

［2］WANG J G，XU C C，WONG Y K，et al. Artemisinin，the magic drug discovered from traditional Chinese medicine［J］. Engineering，2019，5（1）：32-39.

［3］GAO X，LIN X，WANG Q，et al. Artemisinins：Promising drug candidates for the treatment of autoimmune diseases［J］. Med Res Rev，2024，44（2）：867-891.

［4］LIU Y，JIANG J J，DU S Y，et al. Artemisinins ameliorate polycystic ovarian syndrome by mediating LONP1-CYP11A1 interaction［J］. Science，2024，384（6701）：eadk5382.

（汤慧芳）

第十章

医学细胞生物学课程思政案例

医学细胞生物学是一门医学基础课程,内容主要涵盖细胞的基本结构(如细胞膜、细胞核、细胞骨架和内膜系统等)、基本生命活动(细胞运动、细胞信号转导、增殖、分化、衰老和死亡等)、细胞的社会行为(细胞连接和细胞通信等),以及特殊细胞(如干细胞和肿瘤细胞等)。该课程还结合细胞生物学的基础实验技术,旨在培养学生的基本科研素质并启发科研思维。此外,课程结合与内容相关的重要事件的发展脉络,挖掘思政元素,以提升学生的人格修养,培养家国情怀、国际视野和求是创新的精神。

第一节　绪论:从原创靶向药物谈起

◉【教学内容】

细胞生物学是当代生命科学和临床医学的重要基础课程。医学细胞生物学绪论主要涵盖以下内容:细胞生物学的基本概念;细胞生物学的发展简史;其核心研究内容如细胞的结构与功能、细胞信号转导、细胞周期和凋亡等;其主要研究方法,如显微镜技术、分子生物学技术和实验模型等;探讨细胞生物学与医学的密切关系,通过癌症研究、再生医学、基因治疗等具体案例,阐述细胞生物学在疾病诊断、治疗及预防中的实际应用,帮助学生认识细胞生物学在医学中的重要价值。

◉【课程思政教学设计】

以讲授医学细胞生物学的发展史为例,人体的疾病基本上可以在细胞和分子生物学层面得到解释,并从分子机制上找到解决方案。通过分析电影《我不是药神》及其原型陆勇案进行课程思政教学设计。本案例的两个核心侧重点是:社会需求驱动基础科学进步,而基础科学则聚焦解决临床问题。在人格修养和求是创新层面,旨在培养医学生的社会责任感,激励他们认识科学研究的社会价值,增强他们在未来医学实践中的使命感。

2018 年夏天,现实主义题材电影《我不是药神》引发了广泛的社会关注,将公众视角聚焦在药物可及性这一重大问题上。影片改编自真实事件,展现了因高昂药价引发的民间"代购药"故事。故事的原型始于 2002 年,陆勇因患慢性粒细胞白血病需依赖靶向药"格列卫"控制病情,但该药每年费用高达数十万元。在得知印度仿制药同样有效且价格低廉后,陆勇开始自用并帮助病友代购。2011 年,陆勇因"代购假药"被捕,但上千名病友联名写信,请求司法机关对他免予刑事处罚,检方最终撤回起诉。

高价进口药品的现实,促使我国政府加快医药改革步伐,保障民众基本用药需求。自 2016 年起,中国政府陆续出台政策,明确指出对于少量进口、未获批准的药物销售行为,以及出于自救或互助的药品代购,视情节不予追究。这一政策为紧急用药提供了法律保障。同年,我国还对进口抗癌药实施零关税。2019 年《中华人民共和国药品管理法》全面修订,删除了"未获批准进口药品视为假药"的规定,进一步简化了药品审批流程,加速了国外创新药物的引入并将部分药物纳入医保,极大缓解了进口药物的"用药难、药价高"问题。这是我国政府在解决人民群众健康需求上的重要举措。

陆勇事件揭示了医药创新对患者生存和生活质量的重大影响,同时也凸显出我国医药源头创新面临的挑战。政策虽能缓解药物可及性的问题,但从根本上解决依赖进口的困境,需要在核心技术领域实现突破。以格列卫为例,作为人类历史上第一个成功研制的小分子靶向药物,有效靶向慢性粒细胞白血病患者细胞内的费城染色体上的 *BCR-ABL* 融合基因,抑制由 BCR 启动子持续激活的 ABL 酪氨酸激酶,从而控制癌变白细胞的过度增殖,使原本平均寿命仅有 3~5 年的慢性粒细胞白血病患者能够带病生存甚至被治愈(图 10-1)。国外药物公司依托先进分子机制的研究实现了这一重大创新并掌握药物定价权,这提醒我们只有通过自主创新、勇于攻坚、掌握核心技术,才能真正实现药物的可及性与药价的可控性。

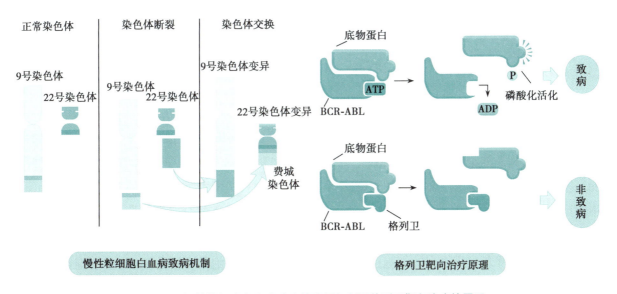

图 10-1　慢性粒细胞白血病致病的分子机制及格列卫靶向治疗的原理

要实现这一目标,离不开对疾病分子机制的深层次理解,也需要细胞生物学和分子生物学等基础学科的长足进展。我们需要在基础研究中不断攀登,结合新药研发中的靶点发现与筛选,推进属于中国的创新药物研发。从实验室到临床的成果转化之路,离不开一代又一代科研人员的努力探索。唯有如此,我们才能逐步摆脱医药"卡脖子"现状,为提升全民健康水平奠定坚实的研究基础。

陆勇案凸显了中国对原创药物的迫切需求,启示医学生应将人民健康视为初心,以自主创新为使命,砥砺奋进,追求科学创新。医学生应为实现药物自主可控、满足人民健康需求而贡献智慧和力量。这一理念不仅激励医学生认真投入医学研究,还提醒他们在职业生涯中始终关注患者和社会的福祉,为推动国家医药事业发展贡献自己的努力。

【融入的思政元素】

1. 家国情怀:社会责任感。
2. 求是创新:科学创新。

参考文献

[1] O'HARE T,DEININGER M W,EIDE C A,et al. Targeting the BCR-ABL signaling pathway in therapy-resistant Philadelphia chromosome-positive leukemia [J]. Clin Cancer Res,2011,17(2):212-221.

[2] ALI,MOHAMED A M. Chronic myeloid leukemia in the era of tyrosine kinase inhibitors:an evolving paradigm of molecularly targeted therapy [J]. Molecular Diagnosis & Therapy,2016,20(4):315-333.

（刘　婷）

第二节　细胞内膜系统:信号肽假说

【教学内容】

内膜系统是真核细胞进化形成的一个完整的细胞内生物膜体系,包含内质网、高尔基复合体、溶酶体以及各种胞内囊泡等细胞器。内膜系统的细胞器在细胞的生命活动中承担着关键功能,各细胞器协同工作以保障细胞的正常运行。内质网主要负责大部分蛋白质和脂类的合成,其中粗面内质网参与蛋白质的折叠和修饰,光面内质网则进行脂质的合成和代谢;高尔基复合体在糖类合成、蛋白质加工与修饰以及物质的包装和转运中发挥重要作用;溶酶体则负责细胞的消化和清除功能,分解老化或损伤的细胞成分。通过内膜系统中囊泡的有序运输,这些细胞器合成的生物大分子得以准确运送至细胞内各部位或分泌到细胞外,为细胞活动提供必需的物质和能量支持。

【课程思政教学设计】

以发现蛋白质从细胞质基质进入内质网的分子机制——"信号肽假说"为例,通过介绍细胞生物学家 Günter Blobel 博士从观察中提出科学假设,并设计精巧的实验逐步验证该假设的过程,以及中国科学家在以生物膜为基本结构的细胞器方面的研究,进行课程思政教学设计。在国际视野层面,展示科学发现对人类社会发展的积极推动作用。在求是创新层面,突出"信号肽假说"这一发现所展现的科学探索精神和严谨的研究方法,激励医学生在未来的学习和科研中保持好奇心,勇于创新,立志为生命科学和医学事业作出贡献。

1999 年,诺贝尔生理学或医学奖授予了著名细胞生物学家 Günter Blobel 博士,以表彰他提出的"信号肽假说",即蛋白质具有内在信号以控制其在细胞内的传递与定位。

在"信号肽假说"提出之前,科学界一直困扰于一个未解之谜:在细胞质中起始合成的多肽链如何进入内质网完成最终的合成?与此同时,科学家 Milstein 等人发现了一个现象,引起了Blobel 的关注:在体外无细胞体系中合成免疫球蛋白 IgG 轻链时,所得到的多肽链比从体内分离的 IgG 轻链分子大约长 20 个氨基酸。他们推测这一现象与蛋白质在细胞内的合成过程有关,但缺乏实验证据。

注意到这一现象后,Blobel 推测这可能与蛋白质进入内质网的过程直接相关。为了验证这一科学假设,他设计了一套精密的实验体系,使用同样的无细胞体系合成 IgG 轻链,并在实验组中加入了从狗的胰腺细胞中提取的粗面内质网。他发现,只有在添加粗面内质网的实验组中,才能产生分子量正确的成熟 IgG 轻链蛋白,而对照组则未能得到这种结果。随后,他将实验组分为两组:一组仅加入蛋白水解酶,另一组同时加入蛋白水解酶和去垢剂。实验结果显示,单独加入蛋白水解酶并不影响成熟 IgG 轻链蛋白的获取,而同时加入去垢剂的实验组中合成的蛋白质则被蛋白水解酶降解,未能获得成熟蛋白质。

通过这一巧妙的实验设计,Blobel 得出了关键结论:在没有粗面内质网存在的情况下,体外体系中合成的 IgG 轻链多出的 20 个氨基酸正是引导蛋白质进入内质网的信号序列,他将其命名为"信号肽"。当粗面内质网存在时,信号肽会牵引蛋白质进入内质网,并在内质网内被信号肽酶切割去除。在此基础上,Blobel 提出了著名的"信号肽假说",认为蛋白质自身的信号序列指导了其在细胞内的特异性定位。这一假说不仅在内质网蛋白质合成中得到了证实,还被证明是细胞内普遍存在的一种机制,极大地推动了基础研究以及疾病诊疗的发展。

尽管生物膜相关细胞器的研究,包括内膜系统,起步较早,且早期的重大贡献主要由西方科学家完成,中国科学家近年来在这一基础学科领域也取得了诸多杰出成果。例如,清华大学俞立教授发现了一种全新的膜性细胞器——迁移体,细胞在迁移过程中会在后面留下一些弹性纤维(收缩丝),在弹性纤维的顶端或交叉处会生长出一些囊泡,这些囊泡就是迁移体。细胞迁移过程中可持续把一些胞内物质运输到迁移体中,随后收缩纤维断裂,迁移体被释放。研究表明,会动的细胞基本都有迁移体。这不仅开创了细胞生物学中与膜结构相关的新领域,为基础研究和医学研究提供了更多可能性,也标志着中国科学家首次定义了一个全新的细胞器。这些内容的延伸讲解将进一步拓宽同学们的国际视野,增强同学们科学研究创新的信心。

"信号肽假说"的提出是科学观察与实验验证相结合的典范,展示了从科学现象到理论突破的完整路径,为细胞生物学的发展奠定了重要基础。这些内容有助于培养医学生辩证思维、科学创新和团队协作精神。同样,中国科学家近年来在细胞内膜系统研究领域的突破,进一步表明基础学科的探索依然具有巨大的潜力。无论是 Blobel 提出"信号肽假说"背后的科学精神,还是中国科学家定义新细胞器的创新实践,都启发医学生要始终保持对未知领域的好奇心和探索热情,努力推动科学发展和造福人类健康。

⊙【融入的思政元素】

1. 国际视野:人类命运共同体。
2. 求是创新:辩证思维、科学创新。

⊙ 参考文献

[1] BLOBEL G, DOBBERSTEIN B. Transfer of proteins across membranes. I. Presence of proteolytically processed and unprocessed nascent immunoglobulin light chains on membrane-bound ribosomes of murine myeloma [J]. J Cell Biol, 1975, 67(3):835-851.

[2] ALBERTS B, HEALD A, JOHNSON A, et al. Molecular Biology of the Cell [M]. 7th ed. New York:Garland Science, 2022.

[3] MA L, LI Y, PENG J, et al. Discovery of the migrasome, an organelle mediating release of cytoplasmic contents during cell migration. Cell Res, 2015, 25(1):24-38.

(刘　婷)

第三节　细胞骨架与运动:抗癌明星药紫杉醇的研发之路

⊙【教学内容】

细胞骨架是真核细胞胞质中维持细胞形态,并保持细胞内部结构高度有序运转的蛋白纤维网架系统,细胞骨架通过不断解聚和组装,参与细胞的运动、物质运输、能量和信息传递、基因表达和细胞分裂等生命活动。本节内容在明确细胞骨架的概念后,重点对三个组成类型(微管、微丝和中间丝)的化学组成、动态组装和功能进行阐述,进而基于这些原理来解释不同形式的细胞运动,并建立细胞骨架与机体生理作用和临床疾病之间的联系。

⊙【课程思政教学设计】

以抗癌明星药紫杉醇作用原理和生产研发过程为例,通过讲述以邱德有教授和闫建斌教授为代表的中国科学家的事迹进行课程思政教学设计。在家国情怀层面,科学家几十年如一日,积极投身研发新的紫杉醇合成技术,体现了勇于担当的社会责任感。在求是创新层面,以抗癌药物紫杉醇"伤敌一千,自损八百"的特性为例,通过对紫杉醇应用的效应对比,培养学生辩证地看待科学技术的两面性。在国际视野层面,闫建斌等在激烈的全球竞争中突破欧美国家的技术壁垒,破解了紫杉醇生物合成之谜,有望用"中国制造"为患者提供优质抗癌"平民药"铺平道路。

紫杉醇是 20 世纪下半叶全球重点研究的抗癌明星药,现在被广泛用于卵巢癌、乳腺癌、子宫癌、胰腺癌、部分头颈癌和肺癌等多种肿瘤的治疗。2023 年全球紫杉醇注射液的市场规模达到了 192.72 亿元人民币,中国紫杉醇注射液的市场规模达到 42.78 亿元,被认为是近 20 年间最有效的抗癌药物之一。

紫杉醇的作用原理为破坏微管动态变化。微管是真核细胞中细胞骨架的关键组成部分,在多种细胞功能中发挥着重要作用,如维持细胞形态、信号传输、细胞内运输、细胞运动、细胞分裂和有丝分裂等。微管由两个结构相似的球蛋白亚基(α-和 β-微管蛋白)结合而成的异二聚体在两端以及侧面不断连接拓展成片形成。微管响应微环境变化,时刻处于组装-去组装的动态变化中。在分裂的细胞中,负责微管发生的中心体发射出星形的微管结构,连接到复制好的染色体,通过快速的组装和去组装提供牵拉力,与马达蛋白协同,将两份染色体拉向细胞的两端,细胞从中间断裂分裂成两个细胞时,各包裹一套染色体。癌细胞最大的特征即是不受控的细胞快速分裂和生长,显然对微管的动态组装有高度敏感性。紫杉醇通过促进微管的组装和阻止已经组装的微管发生解离,破坏处于快速分裂的癌细胞的微管正常动态变化,从而引起细胞周期停滞,导致细胞死亡(图 10-2)。然而,除了癌细胞,人体内有一些正常组织更新频繁,其细胞保持快速分裂的特性,例如毛囊细胞。紫杉醇在阻止癌细胞分裂的同时,必然影响这些正常细胞的分裂,导致对应的功能障碍。由此可见,细胞骨架动态变化是细胞发挥生理作用的普遍规律,靶向这个共性规律的药物如同一把双刃剑,常常"伤敌一千,自损八百"。然而,也正因为微管快速组装-去组装变化是癌细胞的普遍规律,才使得紫杉醇成为广谱高效的抗癌药。所以,现有的抗癌治疗是在效用与副作用之间权衡利弊后作出的最有利于患者的选择。疾病独特的生物学机制仍然有待揭示,进而达成精准、高效和低副作用的临床治疗方式。

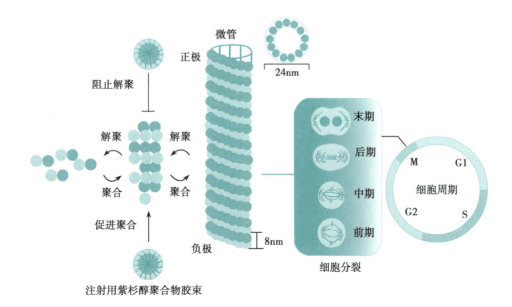

图 10-2 紫杉醇作用原理示意图

尽管紫杉醇是一种卓越的广谱抗癌药，但是作为药物，首要的应用瓶颈就是产量受限。紫杉醇发现之初（1962 年）是从太平洋红豆杉中提取的天然产物，来源稀少，每提纯 1g 紫杉醇大约需要 13.6kg 红豆杉树皮，1 名卵巢癌患者的紫杉醇用量需要消耗 3~12 棵百年以上的红豆杉树。一方面，红豆杉本身资源匮乏，全球仅约 11 种；另一方面，红豆杉属植物生长缓慢，距今已经有 250 万年历史，被誉为"植物黄金"和植物王国的"活化石"，一旦因制备紫杉醇而被砍伐后难以补充，长此以往将使这种珍贵树种濒临灭绝。不仅如此，紫杉树灭绝失去的将不只是一个物种，还将会对森林、人类生存环境和生物多样性造成不可弥补的损失。显然，天然提纯技术限制了紫杉醇作为药品的可持续发展。

迄今为止，全球有机合成化学领域有 30 多个顶尖实验室聚焦于紫杉醇合成的研究。从 1988 年至 2006 年间，有来自法国、美国和日本的多个研究小组相继报道完成了紫杉醇的化学半合成和全合成，将紫杉醇逐步向工业化生产推进。1991 年，美国一家药物公司基于美国国家癌症研究中心的半合成技术生产紫杉醇，使紫杉醇告别了从树皮天然提纯的时代，解除了红豆杉树的灭绝危机。

与紫杉醇化学合成同步进行的研发还有生物合成。由于紫杉醇化学结构复杂，被认为是只有自然界能够调配出来的"小怪物"，在过去的 30 年里，有上百个来自全球各地高校院所及企业的科研团队尝试利用大自然的鬼斧神工，通过天然途径快速合成紫杉醇。其中，包括中国林业科学研究院邱德有教授团队在内的多个中国研究团队独辟蹊径，从红豆杉的树皮里分离出能生产紫杉醇的内生真菌，成为探索生物合成紫杉醇的排头兵。直至 2021 年，这一世界性难题的解决终于由中国农业科学院深圳农业基因组研究所的闫建斌教授带领的团队取得了突破性进展。闫建斌教授团队首次绘制出南方红豆杉的参考基因组图谱，揭示了红豆杉合成紫杉醇的遗传基础。基于这一基因组学蓝图，由闫建斌教授领衔，联合北京大学、清华大学等国内外六家单位开展技术攻关，从多个紫杉醇生物合成候选基因中鉴定出紫杉烷氧杂环丁烷合酶和紫杉烷碳 9 位氧化酶是关键的合成酶，在植物底盘中通过人工异源合成途径成功生成了紫杉醇工业化生产的重要原料巴卡亭Ⅲ，由此证明了紫杉醇生物合成的可行性。这一成果于 2024 年 1 月 25 日在 *Science* 上一经发表，立刻引起了轰动。代谢工程学科创始人和诺贝尔奖评审委员会委员 Jens Nielsen 教授点评道："这一发现是我们对复杂天然产物生物合成理解的重大突破，它将使我们有能力大规模生产其他有价值的天然产物，从而开发出有价值的新药。"中国科学院院士赵国屏教授也对此给予高度评价："这一研究成果结束了阐明紫杉醇生物合成途径的漫长研究历史，标志着在天然化合物生物合成途径解析以及人工底盘通路重构方面的教科书式的突破；也生动代表着我国一批中青年科学家，在合成生物学领域探索奋斗近二十年所达到的里程碑式新高度。"经专家们推荐，2024 年 10 月 19 日闫建斌教授被授予科学探索奖，这意味着他在科研无人区的探索获得更广泛的认可。

在过去的 20 余年里，紫杉醇在乳腺癌等十余种癌症的治疗中屡立战功。由于没有自主知识产权，紫杉醇在国内的价格居高不下，给癌症家庭带来了巨大的经济负担。生物合成紫杉醇代表着绿色化、可持续化和智能化的全新生产路径，如果成功，将用"中国制造"为患者提供优质抗癌"平民药"铺平道路。

本案例启发医学生辩证地看待微管靶向药抗癌疗效及其可能带来的不良反应。作为年轻一代的医学工作者,在激烈的国际竞争中,应当直面广大患者的临床需求,积极攻坚克难,为人类的健康事业保驾护航。

【融入的思政元素】

1. 家国情怀:勇于担当、社会责任感。
2. 国际视野:全球竞争。
3. 求是创新:辩证思维、科学创新。

参考文献

[1] SHUAI W,WANG G,ZHANG Y,et al. Recent progress on tubulin inhibitors with dual targeting capabilities for cancer therapy [J]. Journal of Medicinal Chemistry,2021,64(12):7963-7990.

[2] KHWAJA S,KUMAR K,DAS R,et al. Microtubule associated proteins as targets for anticancer drug development [J]. Bioorganic Chemistry,2021,116:105320.

[3] FANG Y,QIN X,LIAO Q,et al. The genome of homosporous maidenhair fern sheds light on the euphyllophyte evolution and defences. Nat Plants,2022,8(9):1024-1037.

[4] JIANG B,GAO L,WANG H,et al. Characterization and heterologous reconstitution of Taxus biosynthetic enzymes leading to baccatin Ⅲ. Science,2024,383(6683):622-629.

(柳　华)

第四节　细胞衰老:推翻"细胞永生论"

【教学内容】

细胞衰老是指细胞在经历一定次数的分裂后,逐渐失去增殖能力,并伴随一系列形态和功能的改变。其主要表现为细胞体积增大、形态变化、代谢活动减弱以及分泌多种促炎因子等。细胞的自然衰老主要通过端粒缩短来实现,这一过程最终激活 DNA 损伤应答,从而抑制细胞周期。细胞衰老与多种疾病的发生密切相关,包括癌症、糖尿病和心血管疾病等。因此,通过调节与衰老相关的信号通路以及开发抗衰老药物等手段,有望延缓衰老过程,从而改善个体的健康状况和生活质量。

【课程思政教学设计】

以细胞衰老的概念及其重要性为例,通过讲述 Leonard Hayflick 首次提出并证实细胞衰老的经历,以及中国科学家在衰老生物学领域的贡献为切入点进行课程思政教学设计。在家国情怀层面,随着我国逐渐步入老龄化社会,研究衰老的生物学机制具有重要意义。中国科学家在这一领域的开拓与贡献,充分体现了他们的社会责任感。在求是创新层面,学习 Hayflick 以及中国科学家敢于挑战权威、坚持真理的精神,鼓励医学生在科学研究中坚持批判性思维,严谨求实、科学创新。

Leonard Hayflick 于 1928 年出生在美国宾夕法尼亚州,他多年的科学研究极大地推动了科学界对细胞衰老的理解。早在 20 世纪初,几位科学家通过连续培养鸡心细胞长达 34 年,使"细胞永生"的观点在学术界占据主流地位。此后,一种小鼠肿瘤细胞系和海拉(HeLa)细胞系的建立进一步巩固了这一观点,使得科学界普遍相信细胞可以在体外环境中不受限制地增殖,甚至在某些情况下被认为是"永生"的。然而,随着科学研究的深入,Hayflick 于 1958 年设计了一组精妙的实验,从而对这一主流观点提出了挑战。他发现,当在相同培养条件下培养老年人与年轻人的体细胞时,年轻细胞的传代次数明显多于老年细胞。这一发现表明,老年细胞在较少的传代次数内便停止了分裂,最终走向死亡。由此,Hayflick 推翻了"细胞永生"的主流观点,首次提出了细胞衰老的概念。他的研究发现,正常的人二倍体细胞只能分裂 40~60 次,之后便进入衰老期,最终死亡。这一重要发现被称为"Hayflick 极限"(Hayflick limit),不仅重新定义了细胞的生物学特性,也为后续研究提供了新的方向。

1961 年,Hayflick 将这一研究成果投稿至《实验医学杂志》,试图引起科学界的关注。然而,编辑直接拒绝了他的稿件,称"细胞永生"是学术界公认的概念,无法接受他的实验结果。尽管遭遇挫折,Hayflick 并未放弃。他坚持自己的科学发现,并于 1965 年将论文发表在《实验细胞研究》杂志上。幸运的是,尽管最初受到质疑,Hayflick 的发现很快得到了广泛验证,并被诺贝尔奖获得者伯内特(Burnet FM)正式命名为"Hayflick 极限"。这一突破性概念被纳入了细胞生物学的核心理论,并引发了对细胞衰老及其与人类疾病关系的深入研究。

细胞衰老的发现不仅开启了全新的研究领域,也为我们从细胞生物学的分子机制上理解衰老过程提供了重要方向,为相关的人类疾病防治奠定了基础。这一发现对研究衰老相关疾病,如阿尔茨海默病等,具有深远的影响,促使科学家们开始关注衰老的生物学机制,以及如何通过干预衰老过程来改善人类健康和延长寿命。这个过程充分展示了科学家及整个科学界勇于质疑权威、追求真理的精神。

随着我国逐渐步入老龄化社会,衰老相关的生物学及医学研究的重要性日益凸显。统计数据显示,中国是全球人口老龄化速度最快的国家之一,预计到 2035 年,老年人口将超过 4 亿,占总人口的近 30%。面对人口老龄化带来的挑战,我国科学家积极响应国家需求,大力推动衰老生物学研究。包括裴钢院士、刘光慧教授在内的大批中国学者在这一领域主动开展了一系列积极尝试并取得了诸多突出成果。例如,刘光慧教授近年来巧妙地运用灵长类动物模型,从空间分辨率层面揭示了衰老生物标志物,明确了细胞衰老、慢性炎症等多器官衰老的共同特性,并进一步开展了针对衰老的干预研究。这些研究不仅为理解衰老机制提供了新视角,也为在老龄化社会中如何有效延缓衰老、提高生命质量提供了科学依据。这些成就充分展示了中国科学家在衰老生物学领域的探索精神和卓越贡献,同时彰显了他们肩负国家社会责任、致力于解决重大国情需求的担当精神。这一系列研究不仅为我国应对老龄化社会的挑战提供了坚实的科学支持,也为实现健康老龄化目标作出了重要贡献。

Hayflick 的事迹不仅是科学探索的典范,而且是对科学质疑精神的生动诠释。中国科学家在衰老生物学领域的努力与成就,彰显了科学家的社会责任感和使命感。本案例激励医学生为解决全球性的人口老龄化问题而不懈努力,推动科学与社会的共同进步,为促进人类健康和提高生活质量作出积极贡献。

◉【融入的思政元素】

1. 家国情怀:社会责任感、勇于担当。
2. 求是创新:批判精神、挑战权威、严谨求实。

◉ 参考文献

［1］SHAY J W,WRIGHT W E. Hayflick,his limit,and cellular ageing［J］. Nat Rev Mol Cell Biol,2000,1（1）:72-76.

［2］HAYFLICK L. The limited in vitro lifetime of human diploid cell strains［J］. Exp Cell Res,1965,37:614-636.

［3］BURNET F M. Intrinsic mutagenesis:a genetic basis of ageing［J］. Pathology,1974,6（1）:1-11.

［4］REN J,SONG M,ZHANG W,et al. The Aging Biomarker Consortium represents a new era for aging research in China［J］. Nat Med,2023,29（9）:2162-2165.

（刘　婷）

第五节　细胞凋亡:解码细胞死亡之谜

◉【教学内容】

细胞死亡包括多种方式,主要类型有细胞凋亡、细胞坏死和自噬性细胞死亡。其中,细胞凋亡是最早被发现并深入研究的细胞死亡类型。细胞凋亡的信号通路分为外源性凋亡和内源性凋亡两种:外源性凋亡通过细胞膜表面受体介导,内源性凋亡则由线粒体释放细胞色素 C 触发。在实验中,可通过流式细胞术、TUNEL 染色等方法检测和分析细胞凋亡。细胞凋亡不仅在神经系统发育、免疫耐受建立、胚胎发育等生理过程中发挥重要作用,还与个体稳态的维持、疾病的发生密切相关。靶向调控细胞凋亡相关蛋白,已成为肿瘤等重大疾病治疗的有效手段之一。

◉【课程思政教学设计】

通过讲解细胞死亡方式的分子生物学机制进行课程思政教学设计。2002 年,诺贝尔生理学或医学奖授予了在"细胞凋亡"研究中作出突出贡献的三位科学家,其中包括两位英国科学家和一位美国科学家。然而,在细胞死亡的研究领域,许多中国科学家也取得了开创性的原创成果,代表性人物包括王晓东博士和袁钧瑛博士。在家国情怀层面,中国科学家们的杰出成就坚定了医学生的理想信念。他们在事业高峰期毅然回国的决心与贡献,充分体现了勇于担当、奉献社会的责任感,激励医学生在未来的学术和职业生涯中秉持同样的家国情怀和使命担当。在求是创新层面,科学家在对细胞死亡机制的深入研究中展现了不懈的探索和科学创新的精神。通过本案例,医学生不仅能够掌握细胞死亡的分子机制,还能受到情感的触动,引领他们在医学领域中不断追求真理,服务社会,推动科学发展。

在细胞死亡领域,两位世界著名的华人科学家尤其值得关注:王晓东博士和袁钧瑛博士。他们在细胞死亡领域的贡献具有极高的开创性和原创性,是该领域的先驱者。更令人敬佩的是,他们都选择回到祖国,为中国的科研和医疗事业贡献力量。

王晓东 1984 年毕业于北京师范大学生物系,1986 年进入美国得克萨斯大学西南医学中心攻读博士学位。博士毕业后,他在美国建立了自己的实验室,致力于细胞凋亡的研究。他创新性地发现了细胞内通过线粒体释放细胞色素 C 介导的凋亡信号通路,补全了科学界对细胞凋亡两条主要通路的认知:胞外信号引发的细胞膜死亡受体通路和胞内信号引发的线粒体通路。这一发现颠覆了传统的认识,即线粒体不仅仅是能量提供和代谢的场所,也在细胞凋亡中发挥重要作用。由于他在该领域的卓越贡献,2004 年,年仅 41 岁的王晓东当选为美国科学院院士,成为新中国留美学者中第一位美国科学院院士。

更令人钦佩的是,王晓东在事业如日中天时,选择回国。他创办了北京生命科学研究所,被誉为中国基础科学研究的"试验田"和"特区"。他在人才培养、科学研究、科研管理体制等方面的改革,为中国基础科学研究的飞速发展作出了巨大贡献。在研究所取得显著成果后,王晓东再次挑战自我,将自己的研究转化为临床应用。2019 年,自主研发的抗癌新药泽布替尼在美国上市,成为中国首个自主输出的原创抗癌靶向药,打破了中国抗癌药只能进口的局面。

袁钧瑛则是 1977 年恢复高考后考入复旦大学,1982 年毕业后进入哈佛大学攻读研究生。在攻读博士期间,她对细胞死亡机制产生了浓厚的兴趣,并在麻省理工学院的霍维茨实验室研究线虫发育过程中的细胞死亡。她的研究为导师 H.Robert Horvits 赢得诺贝尔奖奠定了基础。此后,袁钧瑛建立了自己的实验室,推翻了传统认为细胞坏死是不受基因调控的观念,提出了程序性细胞坏死的概念,开创了这一全新的研究领域。这一发现为治疗神经退行性疾病、肿瘤等重大人类疾病提供了新的方向和手段。

与王晓东类似,袁钧瑛也选择回到祖国,为中国的基础研究和医疗事业贡献力量。2020 年,她回到上海,创建了中国科学院上海有机化学研究所生物与化学交叉研究中心,希望将自己的研究成果应用于祖国的发展,同时培养更多人才,为国家作出更多贡献。

王晓东博士和袁钧瑛博士的事迹启发医学生,真正的科学家不但要追求卓越的学术成就,还应当心怀报国之志。新时代的医学生应当以这些科学家为榜样,坚定理想信念,勇于探索未知,为国家的科技进步和社会发展贡献自己的力量。

1. 家国情怀：理想信念、社会责任感。
2. 求是创新：严谨求实、科学创新。

➲ 参考文献

[1] LIU X，KIM C N，YANG J，et al. Induction of apoptotic program in cell-free extracts：requirement for dATP and cytochrome c [J]. Cell，1996，86（1）：147-157.

[2] CHRISTOFFERSON D E，LI Y，YUAN J. Control of life-or-death decisions by RIP1 kinase [J]. Annu Rev Physiol，2014，76：129-150.

（刘　婷）

第六节　干细胞与细胞分化：化学重编程的探索之路

➲【教学内容】

干细胞是一群具有自我更新和多向分化能力的、处于细胞系起源前端的原始细胞。随着发育的进程，只能分化成为种类越来越少的功能细胞，这一过程受到精密而复杂的调控。研究发现干细胞的分化具有可塑性，不仅仅可以向着单一功能细胞方向分化，单一功能细胞也可以在特定微环境的影响下恢复到原始的具有多向分化潜能的干细胞状态，这一过程即细胞重编程。不同种类干细胞的特点、分化机制和调控、细胞重编程等科学知识与生命起源和进化、个体发育和维持密切相关，以其为核心的再生治疗为多种急重症疾病、慢性疾病和退行性疾病的治疗与康复带来了希望。

➲【课程思政教学设计】

以讲授化学重编程为例，通过中国科学家邓宏魁教授及其团队的事迹进行课程思政教学设计。在人格修养层面，邓宏魁教授历经二十余年的马拉松式学术积累，将终极目标化整为零，稳步求证推进，体现了甘于奉献和持之以恒的科研品质。在求是创新层面，邓宏魁教授独辟蹊径，模拟低等动物细胞的再生途径，用化学小分子成功地将体细胞的重编程过程变成了可精准调控的过程，开启了细胞化学重编程的新时代，激励医学生秉持严谨求实、追求科学创新的精神。

1962 年英国科学家 John Gurdon 提取美洲爪蟾的小肠上皮细胞核，注入去核的卵细胞，一部分卵可以发育成蝌蚪，直至成为成熟的爪蟾，首次证实单一功能体细胞含有形成全身细胞类型的遗传物质，可以在适宜的微环境诱导下恢复为受精卵细胞。2006 年日本科学家山中伸弥向小鼠的皮肤成纤维细胞导入 4 种转录因子,可获得与胚胎干细胞高度相似的、具有多种分化能力的多能干细胞,首次证实体细胞可以被重编程。这两位科学家因这两项发现获得 2012 年诺贝尔生理学或医学奖,而这两项发现也激励了更多研究者投身于细胞命运调控的研究。

早在 1997 年多莉羊诞生时,中国科学家邓宏魁教授就意识到人类细胞可能通过细胞重编程进行调控,并基于此可开发新的细胞疗法。随着 1998 年人胚胎干细胞系的建立,再生医学研究的大门开启。此时基因重编程还未见曙光,靶向的基因和可利用的小分子都无前人经验可供借鉴,要想实现化学重编程无疑是大海捞针、天方夜谭。然而,邓宏魁教授并不气馁。他化整为零,将终极目标分解为多个小的"里程碑",逐步推进。沿着团队科研成果的时间脉络和内容轨迹来剖析,他的研究历经了从生殖细胞正常发育到干细胞正常分化、从维持细胞稳态到调控细胞命运、从核移植到基因编辑、再从半基因编辑半化学小分子诱导逐渐过渡到完全化学重编程等阶段,每个阶段都产生了标志性的进展和成果。

不知不觉中,邓宏魁教授带着团队一步一个脚印地蹚过了艰辛探索的二十余年。当他荣获 2024 年未来科学大奖"生命科学奖"后,邓宏魁教授回顾研究并总结道:"做这种原创性研究非常有挑战性。其难点在于,你敢于设定一个不可能的目标,从源头上进行创新,用耐心和长期坚持来完成这个从无到有的过程。"同时,他也鼓励年轻的研究者:"然而,也有一个好处。容易的工作大家都在做,你会担心别人跑到前面。而完全创新的工作则'没那么卷',你有大把探索和试错的时间,只需勇敢往前闯就是了。"

化学小分子重编程技术(图 10-3)是继"细胞核移植技术"和"转录因子诱导技术"之后的

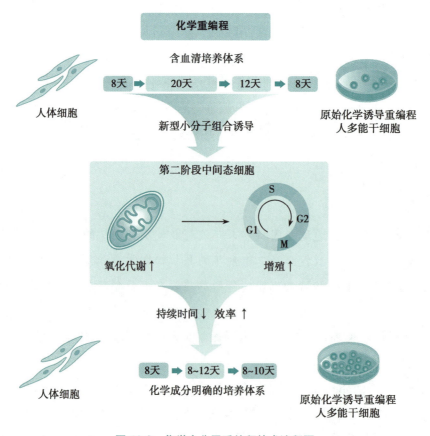

图 10-3　化学小分子重编程技术流程图

一项突破性的人多能干细胞制备技术,完全由我国自主研发。该技术相比前两种方法,操作更简便灵活,可以对细胞重编程过程进行精确操控,作用可逆,同时规避了传统转基因操作引发的安全隐患,有望成为更安全的临床治疗手段,为细胞治疗和器官再造提供更加简单和安全有效的方式,以及理想的细胞来源,也为再生医学的转化应用奠定了坚实基础。

邓宏魁教授及其团队的化学小分子调控细胞命运的探索之路完美展现了中国科学家甘于奉献、严谨求实、勇攀高峰和攻坚克难的优秀品质。医学生作为新世纪医学的继承者和开拓者,应以邓宏魁教授这样的中国科学家为榜样,从解决临床问题出发,以终为始,逐步积累,小心求证,大胆创新,发明更多中国原创的生命科学技术。

➲【融入的思政元素】

1. 人格修养:甘于奉献。
2. 求是创新:严谨求实、科学创新。

(柳　华)

第十一章

医学遗传学课程思政案例

　　医学遗传学是研究遗传因素在人类疾病的发生、传递中的作用机制及规律,探索遗传病的诊断、治疗与预防手段的遗传学分支学科,是人类遗传学在医学领域中的应用。本课程在阐明遗传物质组成、结构和功能的基础上,从现阶段所掌握的人类基因组知识入手,对众多人类遗传病(染色体病、单基因病、多基因病、线粒体基因病、体细胞遗传病)进行分析,从免疫遗传、生化遗传、肿瘤遗传及药物代谢遗传学等方面探索疾病的发生机制及个性化治疗方案建立的可行性,寻找人类遗传病的治疗和预防方法。

第一节　染色体病:漫想熏风的哺乳动物细胞遗传学之父徐道觉教授

◉【教学内容】

　　染色体病是一大类遗传病,迄今已发现 2 万多种。据统计,约 50% 的流产胚胎源于染色体病,而在死产婴儿、新生儿死亡、新生活婴和一般人群中,染色体病的发病率分别为 8‰、6‰、5‰~10‰ 和 5‰。染色体病可致愚、致残、致死,目前尚缺乏有效的治疗手段。人类染色体组为 2n=46。临床上确诊染色体病的最常用传统手段为染色体 G 显带核型分析(图 11-1)。G 显带即把染色体标本用碱、胰蛋白酶或其他盐溶液处理后,再用 Giemsa 染液染色,使得人类 24 种染色体显示出各自特异的深浅相间的带纹。使用普通光学显微镜进行观察,根据带型的差异将染色体进行排序(第 1~22 号常染色体、X 或 Y 性染色体)。如果 46 条染色体的数目发生异常或结构发生畸变,均可能导致染色体病。

◉【课程思政教学设计】

　　通过讲述浙江大学生物医学领域最著名的校友之一、被誉为"哺乳动物细胞遗传学之父"的遗传学家徐道觉于 1952 年发明染色体制片至关重要的低渗处理技术,从而助力蒋有兴于 1956 年首次纠正了人类体细胞染色体数目 2n=48 的错误结论的科学事迹,增强医学生的民族自豪感,开拓学生的国际视野,培养他们严谨求实、敢于挑战权威、坚持辩证思维的科学创新精神。

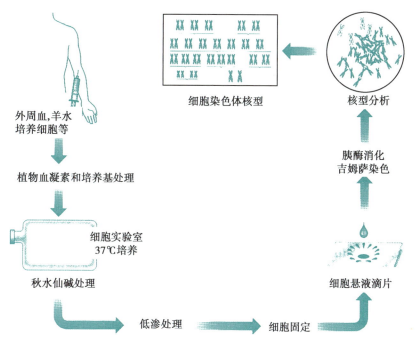

图 11-1　人类染色体 G 显带核型分析的流程

当明确了染色体就是基因的载体之后,遗传学家们最感兴趣的问题之一便是揭示人类染色体的结构和组成。但是,由于当时染色体制备技术的限制,在光学显微镜下,许多染色体重叠在一起难以分辨,故各国学者所报告的人类染色体数目各不相同。

曾任得克萨斯大学校长的美国遗传学权威 Theophilus Painter 早在 1921 年便提出人类的染色体数目为 2n=48。此后,这条定论一直充斥于各种生物医学教科书和百科全书。直到 1956 年,蒋有兴等才首先正确鉴定了人类染色体数目为 2n=46。然而,首先观察到人类体细胞染色体数目为 46 条的却是浙江大学生物医学领域最杰出的校友之一——徐道觉教授(1917—2003)。

徐道觉 1917 年出生于浙江绍兴。1936—1941 年就读于国立浙江大学农学院,继而在原浙江大学生物系系主任谈家桢教授的指导下获理科硕士学位后留校任教。徐道觉于 1951 年获得美国得克萨斯大学博士学位。鉴于当时的处境,他只能抛弃自己擅长的果蝇遗传学研究,经推荐到著名组织培养学家 Charles Pomerat 的实验室研究人和哺乳类培养细胞的核现象。当他试图观察细胞的染色体时,却发现染色体拥挤成堆,难以区分清楚,当时也似乎没有希望突破这一难关。尽管他很喜欢所在的实验室,却又怀念起过去研究的果蝇,甚至想再回去从事果蝇遗传学的研究工作。

就在此时,"奇迹"却诞生了。一天晚上,徐道觉照常到实验室做研究,竟然在显微镜下观察到了分散铺展得很好的染色体。他简直不敢相信自己的眼睛。清醒头脑后,他又检查了更多的染色体制片,仍然观察到相同的现象。他花了大约 3 个月时间力图从各种实验因素中确定原因——培养基的成分、培养条件、培养温度、秋水仙碱、固定和染色的时间等。直到 1952 年 4 月,当他改变平衡盐溶液的张力时实验才获得成功。徐道觉敏锐地意识到,手头这个强有力的工具或许可适用于其他细胞材料或物种细胞。果不其然,这一方法对所有物种和培养物一概适用。因而可以肯定,在 3 个月之前出现的"奇迹",一定是实验室的某位技术员在配制平衡盐溶液时粗心大意,读错了天平刻度标尺以致错配为低渗液的缘故。低渗处理的原理在于可使红细胞膨胀破裂,白细胞胀大,造成染色体空间变大,易伸展而不再重叠,可以清晰地进行观察。由此,徐道觉确认了正确的人类染色体数目:2n=46。

利用低渗液处理染色体标本是人类细胞遗传学和脊椎动物细胞遗传学得以发展的一个重要转折。但由于受到权威专家 Painter 等有关 2n=48 结论的影响,徐道觉未能确认自己所观察到的 46 条染色体的事实,没有及时发表研究结果。

1955 年,蒋有兴等通过实验确认了人体的 46 条染色体,毫不犹豫地、勇敢地于第二年发表了这一发现。至此,关于人类染色体数目的探索大功告成。1959 年,法国儿科医生 Jerome Lejeune 研究后发现,Down 综合征患儿的体细胞比正常个体多了一条额外的第 21 号染色体。这是人类揭示的第一种染色体异常导致的疾病,由此开创了医学研究的一个新领域——医学细胞遗传学。

现今,染色体病的筛查和诊断已经成为临床诊断、产前诊断和植入前遗传学检测(PGT)的常规内容。因此,徐道觉偶然发现的低渗技术是一个很大的贡献,否则人类和医学遗传学的发展不知还会被耽搁多少年。徐道觉被推选为第 13 届美国细胞生物学会主席,并被尊称为"哺乳动物细胞遗传学之父"。

徐道觉后来谦虚地表示,发现低渗技术不过是自己科学人生中的一个小插曲罢了。虽然没有首次发表 2n=46 的原创性论文,但自己并没有感到有什么遗憾。他的言行展现了一位学术大师的坦荡胸怀。作为一名医学生,不仅应该拥有吃苦耐劳、严谨求实、敢于创新的干劲,而且应该养成挑战权威、追求真理、谦虚待人的秉性。

【融入的思政元素】

1. 国际视野:多元文化、国际合作。
2. 求是创新:挑战权威、严谨求实、科学创新。

参考文献

[1] 谈家桢,赵功民. 中国遗传学史[M]. 上海:上海科技教育出版社,2002.

[2] PATHAK S. T. C. Hsu:In memory of a rare scientist[J]. Cytogenet Genome Res,2004,105(1):1-3.

[3] 冯永康. 不断探索、不停奋斗的遗传学家徐道觉——纪念人类及哺乳动物细胞遗传学的开创者徐道觉诞辰 100 周年[J]. 生物学通报,2017,52(10):55-59.

(张咸宁　楼建晴)

第二节　遗传病的代谢与分子基础:勇于开拓的
"蚕豆病克星"杜传书教授

⊙【教学内容】

单基因病估计约有 20 000 多种,其中大部分疾病的发病原因与代谢异常或分子缺陷相关。酶是生物催化剂,人类基因组包含 3 700 多种编码酶的基因,反映了酶作用底物的巨大多样性。因此,有上千种酶蛋白病不足为奇。葡萄糖-6-磷酸脱氢酶(G6PD)是戊糖磷酸代谢途径中的第一个酶,也是第一个限速酶。G6PD 缺乏症患者由于 G6PD 的活性降低,致使红细胞膜遭受氧化性损伤,出现黄疸现象。在新生儿期,黄疸太重表明已引起高胆红素血症,严重者可破坏脑神经,由此产生的后遗症可造成无法挽救的遗憾。

G6PD 缺乏症呈 X 连锁隐性遗传方式,全世界近 8% 的人口受累,是我国最常见的遗传性酶缺乏病。患者食用新鲜蚕豆、干蚕豆或蚕豆制品后,或服用某些药物(如止痛退热药、抗疟药、磺胺类药、呋喃类药等)后,可诱发急性溶血性贫血和高胆红素血症,甚至致死或脑瘫。在我国,多数 G6PD 缺乏症患者通常情况下不表现临床症状,但在诱因作用下即可发病。

⊙【课程思政教学设计】

早在 2 500 多年前,古希腊哲学家毕达哥拉斯就曾严厉警告他的学生们不要吃蚕豆,以避免中毒的危险。在疟疾猖獗的年代,某些个体在服用了磺胺类药物、抗疟疾药物(伯氨喹、奎宁、呋喃类等)之后会出现昏迷、黄疸、贫血等急性溶血的症状。研究发现,之所以存在上述现象,是因为体内缺乏 G6PD。因此,G6PD 缺乏症俗称"蚕豆病"。四川医学院儿科杜顺德教授在我国最先将蚕豆摄入引起的急性溶血性贫血命名为蚕豆病,成为中国最早发现蚕豆病的学者。1961 年,子承父业的杜传书教授率先确定蚕豆病的病因在于红细胞 G6PD 缺乏,诱因是蚕豆及蚕豆花粉,这一论断使得蚕豆病防控的策略惠及大众。通过讲授杜传书教授的事迹,培养医学生勇于担当的家国情怀和严谨治学、实事求是的科学态度。

1952 年,杜顺德的长子杜传书毕业于四川医学院医疗系,留校工作 2 年后调入广州中山医学院工作。1955 年,广东兴宁县暴发蚕豆病大流行,上千人患病,住院死亡率高达 8%,当地政府紧急特邀杜顺德和杜传书到现场进行调查。当时,国外文献认为 1/3 的蚕豆病源于"花粉过敏反应"。杜传书亲自蹲守现场,却没有发现一例由花粉过敏反应引起的病例,否定了花粉过敏反应致病的观点,并于 1961 年率先确定病因是红细胞 G6PD 缺乏,而蚕豆及蚕豆花粉为疾病的诱因。这一发现开创了我国酶蛋白病和生化遗传学研究的新领域。杜传书还建立了一套筛查和确诊蚕豆病的方法,以及有效的治疗和预防方案,终于使得当地蚕豆病的流行得到了有效的控制,发病率降低了 50%~82.7%,住院患者的病死率由 8% 降至 1% 以下。

20 世纪 70 年代末，杜传书及其团队克服重重困难，摸索出一套既符合 WHO 标准化要求又适合我国国情的 G6PD 鉴定技术，获得了国际学术界的认可。20 世纪 80 年代初，他们完成了我国多地区、多民族 40 000 多例 G6PD 患者基因频率的抽样调查，揭示了我国 G6PD 缺乏症"南高北低"的分布规律。这些工作不仅填补了我国的空白，还为我国的 G6PD 缺乏症研究在国际领域争得了宝贵的一席之地。

凭着一股执着的信念，杜传书先生在我国的医学遗传学研究史上留下了辉煌的一页。作为一名医学生，应该学习杜传书先生严谨治学的学风、实事求是的态度、勤恳务实的作风、不随波逐流的风骨，勇于担当，严谨求实，科学创新，为国家的医学事业和人民健康奉献知识和才能。

✦【融入的思政元素】

1. 家国情怀：勇于担当、社会责任感。
2. 求是创新：辩证思维、严谨求实、科学创新。

➡ 参考文献

［1］杜传书. 医学遗传学［M］.3 版. 北京：人民卫生出版社，2014.

［2］LUZZATTO L，ARESE P. Favism and glucose-6-phosphate dehydrogenase deficiency［J］. N Engl J Med，2018，378（1）：60-71.

［3］杜传书. 我国葡萄糖-6-磷酸脱氢酶缺乏症研究 40 年的回顾和展望［J］. 中华血液学杂志，2000，21（4）：5-6.

［4］DU C S，XU Y K，HUA X Y，et al. Glucose-6-phosphate dehydrogenase variants and their frequency in Guangdong，China［J］. Hum Genet，1988，80（4）：385-388.

［5］华小云，李巍. 甘化春雨育桃李，风骨永存传后人——追思恩师杜传书教授［J］. 遗传，2021，43（2）：194-196.

（张咸宁　楼建晴）

第三节　产前筛查和产前诊断：
无创产前筛查之父卢煜明院士

➡【教学内容】

遗传病的预防主要从遗传筛查、遗传咨询、产前筛查、产前诊断、遗传病登记、遗传随访、遗传保健等方面入手。其中，产前筛查是指通过对胎儿进行简便、无创的检查，寻找罹患某种疾病风险增加的高危人群的方法，是出生缺陷和遗传病二级预防的重要措施。无创产前筛查（NIPT）采集孕妇的静脉血,利用 DNA 测序技术对母体外周血浆中的游离 DNA 片段(包含胎儿游离 DNA 片段)进行测序,并将测序结果进行生物信息学分析,从中得到胎儿的遗传信息,从而检测胎儿罹患由染色体异常等引起的遗传病的可能性。"NIPT 之父"是享誉国际医学界的香港中文大学校长卢煜明院士。

➲ 【课程思政教学设计】

以讲授产前筛查和产前 DNA 诊断的发展简史为例,通过讲述卢煜明院士的案例进行课程思政教学设计。在人格修养层面,卢煜明大胆创新,针对孕妇产前血清筛查存在假阴性和较高的假阳性率的难题,成功发明了 NIPT 技术,使得产前筛查发生了革命性的改变,大大推动了产前筛查和产前 DNA 诊断的发展,造福了无数的家庭和新生命,体现了其敬佑生命、大爱无疆的高尚品格。在家国情怀层面,卢煜明不顾已取得的成就,毅然选择在香港回归之前回到祖国,在艰苦的条件下迎难而上,开创了新的科研局面,体现了勇于担当的精神和强烈的社会责任感。在求是创新层面,该案例使医学生感受到科学创新精神的重要性,同时也能激发医学生的民族自豪感。

2016 年 9 月,53 岁的香港中文大学医学院教授、中国科学院院士卢煜明接连获得了"未来科学大奖'生命科学奖'"和"引文桂冠奖"。2022 年,卢煜明斩获了被誉为"诺奖风向标"的拉斯克医学奖。2024 年 9 月 27 日,香港中文大学校董会一致通过聘任德高望重的卢煜明为第九任校长。

1963 年,卢煜明出生于中国香港一个典型的严父慈母家庭。身为青山医院院长和精神科医生的父亲虽工作忙碌,但仍时刻关注两个孩子的教育,注重培养他们严谨求实、热爱科学的精神。例如,父亲常常鼓励孩子多画图,因为"一幅图的效果远胜于千言万语"。母亲是音乐教师,要求年少的卢煜明和弟弟每天练钢琴。但卢煜明不想做第二个贝多芬,他更倾心于自然科学。卢煜明执拗地认为,设计一种演奏钢琴的技巧比每天练琴更有趣。相比于弹琴,他更爱阅读 *National Geographic*、*Scientific American* 和 *Discover*。

1983 年 10 月,卢煜明踏上求学剑桥之路。剑桥大学优良的学风坚定了他本来就好思考、好发问的秉性。在临床上,传统的产前筛查方法通常是联合孕妇年龄、B 超检查和血清学检测进行染色体 21-三体、18-三体综合征的筛查。由于血清学筛查的指标,即妊娠相关血浆蛋白 A、人绒毛膜促性腺激素、甲胎蛋白、游离雌三醇和抑制素 A 与染色体病之间不存在基因的剂量效应,且质量控制环节复杂,存在假阴性和较高的假阳性率。而产前 DNA 诊断通常为有创性的绒毛取样术(CVS)和羊膜腔穿刺术,可能引发流产的风险。卢煜明设想,若是能通过检测孕妇外周血中混有的胎儿细胞,对唐氏综合征和 β 地中海贫血等遗传病进行无创产前诊断,应该极有价值。

1987 年,卢煜明赴牛津大学附属医院进行临床实习。他常常利用业余时间到实验室学习科研技能。当时,PCR 技术刚刚浮出水面。卢煜明缠着老师 John Bell 教会自己做 PCR。卢煜明敏锐地意识到,避免与样本无关的外源 DNA 污染应该是 PCR 技术最应防范的要点。为此,他和一位同学专门撰写了 1 篇 "Letter" 发表在 1988 年的 *Lancet* 杂志上。不少资历较高的研究学者都不以为然,认为做 PCR 时出现的大量假阳性结果与 PCR 方法本身无关。现在,这一事实却得到了全世界的公认。

不久,卢煜明产生了用孕妇外周循环血中脱落的胎儿细胞进行产前诊断的想法。在一次与朋友们共进晚餐时,谈到生男生女的话题。他突然联想到,如果孕妇怀的是男胎,母体外周血里就必定含有 Y 染色体 DNA,只需检测孕妇外周血中是否存在 Y 染色体 DNA 序列,不就可以解决问题了吗?他马上用 PCR 技术进行实验验证,结果与预想完全吻合,该论文发表于 1989 年的 *Lancet* 上。但上述方法存在很大的瓶颈,原因在于孕妇外周循环血中的胎儿细胞数量实在太少,而许多检测结果往往呈假阳性。此时,卢煜明已获得医学博士学位(MD),为了得到更好的科研创新性素养的熏陶,他决意再攻读牛津大学的理学博士学位(PhD)。

1997 年,竞聘到香港中文大学化学病理系高级讲师职位的卢煜明从英国回到家乡,开始学术事业的新征程。在刚回国的时间里,他手头既无研究资金,也无研究资源。就在离开英国的 3 个月前,卢煜明刚刚从 2 篇发表于 *Nature Medicine* 上的论文中获知癌细胞可释放 DNA 到癌症患者的血浆里,即所谓循环肿瘤 DNA(circulating tumor DNA)。他灵机一动,心想既然生长在体内的肿瘤组织都能向血浆中释放足以被检测到的 DNA,为什么一个几斤重的胎儿就不能呢?但是,怎样才能从孕妇血浆中提取到胎儿的基因组 DNA 呢?在实验结果不理想的情况下,受煮方便面的启发,他尝试了"煮"的方式。他认为,方便面的汤如同孕妇的血浆一样,当自己吃面的时候,肯定会把唾液带到面汤里,因而面汤中肯定含有自己的基因组 DNA,这与孕妇的血浆里一定含有胎儿的基因组 DNA 是一个道理。因此,卢煜明将采集的孕妇血浆快速加热 5 分钟后,再通过 PCR 检测 Y 染色体的 DNA 序列。实验结果非常理想。这篇划时代的研究论文被 *Lancet* 接受,并迅速于 1997 年 8 月 16 日发表。

2008 年,卢煜明开始了一项新的研究计划,即用孕妇血浆绘制胎儿的基因组图谱。但研究曾一度没有取得任何进展。到了 2009 年夏季的一个夜晚,诗意浪漫的卢煜明在与夫人一起观看 3D 电影《哈利·波特与混血王子》(*Harry Potter and the Half-Blood Prince*)时,突然想到,字母 "H" 的形状不正像子女遗传自双亲的 2 条同源染色体(homologous chromosome)的结构吗?既然每对同源染色体一条来自父本,一条来自母本,每条染色体携带一个拷贝的遗传物质,那么只要把血浆中的胎儿游离 DNA 各 50% 的父本和母本 DNA 片段区分开来,研究难题不就迎刃而解了吗?终于,通过检测印记基因的甲基化信息,卢煜明团队检测出了胎儿基因组 DNA 片段的来源。这一研究成果发表在 2010 年的 *Science Translational Medicine* 杂志上。

目前,全世界均已证实,胎儿游离 DNA 一般在妊娠第 4 周开始时出现在孕妇的血浆中,可代表胎儿的全基因组,产后 1 天即迅速在母体内被清除。因此,通过高通量测序技术分析孕期第 10 周及以后的胎儿游离 DNA,可检测胎儿的非整倍体或单基因病,不仅具有取样过程无创、对孕妇和胎儿无损伤的优势,而且具有很高的敏感度和特异性。NIPT 是公认的产前筛查和产前诊断的一项革命性进展(图 11-2)。

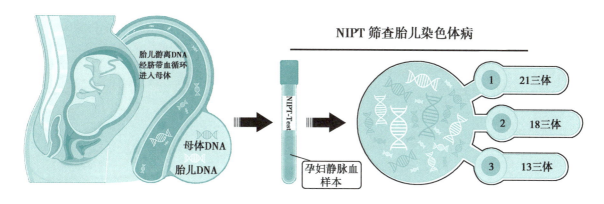

图 11-2 NIPT 的流程

　　作为一名医学生,不仅应当学习卢煜明院士严谨求实、勇于创新的求是精神,而且,应当崇尚他的"中国心"和社会责任感。1997 年 7 月 1 日,历经百年沧桑的"东方明珠"香港终于回归祖国的怀抱。满腔热血的卢煜明夫妇毫不犹豫地选择了回家,并在学术事业上屡获国际殊荣。科学没有国界,但科学家是有祖国的。作为未来的医学工作者,应当敬佑生命,勇于担当,为推动国家医疗事业的发展贡献自己的力量。

【融入的思政元素】

1. 人格修养:敬佑生命、大爱无疆。
2. 家国情怀:勇于担当、社会责任感。
3. 求是创新:严谨求实、科学创新。

参考文献

[1] GLIMCHER L H, PETSKO G A. Before you call the midwife [J]. Cell, 2022, 185 (21): 3849-3853.

[2] VIEGAS J. Profile of Dennis Lo [J]. Proc Natl Acad Sci U S A, 2013, 110 (47): 18742-18743.

[3] ROMERO R. A profile of Dennis Lo, DM, DPhil, FRCP, FRCPath, FRS [J]. Am J Obstet Gynecol, 2018, 218 (4): 371-378.

（张咸宁　楼建晴）